Joseph Kiprop Choge

Protozoários patogénicos para o homem e amebas potencialmente patogénicas

Joseph Kiprop Choge

Protozoários patogénicos para o homem e amebas potencialmente patogénicas

Diretrizes para professores e alunos de cuidados de saúde nos países em desenvolvimento

ScienciaScripts

Imprint

Any brand names and product names mentioned in this book are subject to trademark, brand or patent protection and are trademarks or registered trademarks of their respective holders. The use of brand names, product names, common names, trade names, product descriptions etc. even without a particular marking in this work is in no way to be construed to mean that such names may be regarded as unrestricted in respect of trademark and brand protection legislation and could thus be used by anyone.

Cover image: www.ingimage.com

This book is a translation from the original published under ISBN 978-620-7-65310-2.

Publisher:
Sciencia Scripts
is a trademark of
Dodo Books Indian Ocean Ltd. and OmniScriptum S.R.L publishing group

120 High Road, East Finchley, London, N2 9ED, United Kingdom
Str. Armeneasca 28/1, office 1, Chisinau MD-2012, Republic of Moldova, Europe
Printed at: see last page
ISBN: 978-620-7-97227-2

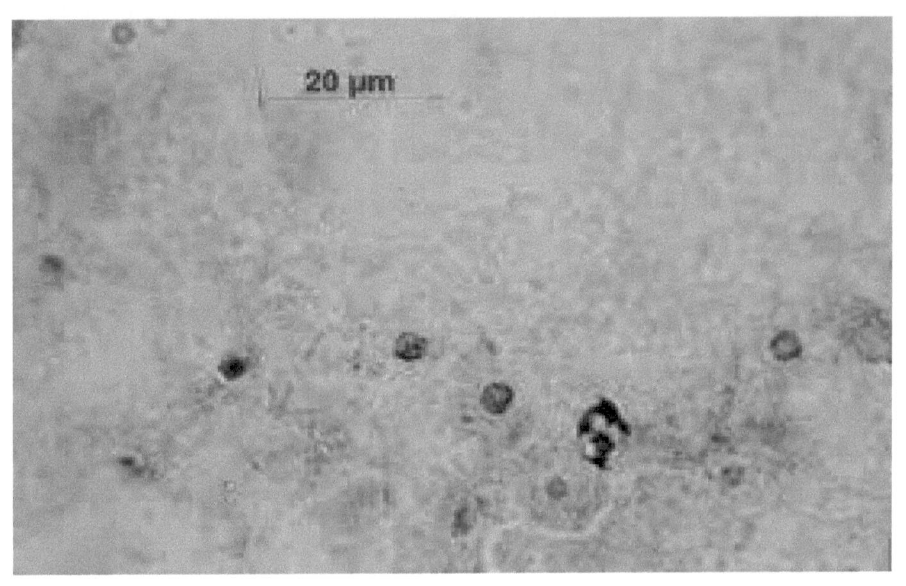

20 µm

Índice

Índice de conteúdos 2

Introdução 3

    Sobre o autor 5

Capítulo Um: Antecedentes Históricos e Epidemiológicos dos Protozoários Enteropatogénicos Humanos e das Amebas de Vida Livre Potencialmente Patogénicas 6

    1.1 Antecedentes históricos e epidemiológicos da *Entamoeba histolytica* e de outros protozoários enteropatogénicos humanos 6

    1.2 Antecedentes históricos e epidemiológicos da *Giardia intestinalis* e de outros Mastigophora (Flagelados) associados 12

    1.3 Antecedentes históricos e epidemiológicos das amebas de vida livre potencialmente patogénicas (FLA) 14

Capítulo Dois: Transmissão, Fisiopatologia e Manifestações Clínicas dos Protozoários Enteropatogénicos Humanos e das Amebas de Vida Livre Potencialmente Patogénicas 17

    2.1 Transmissão, patogénese e imunopatologia da *Entamoeba histolytica* 17

    2.2 Transmissão e fisiopatologia da *Giardia intestinalis* 22

    2.3 Transmissão e fisiopatologia de amebas de vida livre potencialmente patogénicas 29

    2.4 Manifestações clínicas dos protozoários enteropatogénicos humanos e das amebas de vida livre potencialmente patogénicas 33

Capítulo Três: Diagnóstico de Protozoários Enteropatogénicos Humanos e de Amebas de Vida Livre Potencialmente Patogénicas 43

    3.1 Diagnóstico diferencial e diagnóstico de *Entamoeba histolytica* 43

    3.2 Diagnóstico diferencial e diagnóstico de *Giardia intestinalis* 53

    3.3 Diagnóstico diferencial e diagnóstico de amebas de vida livre potencialmente patogénicas 57

Capítulo Quatro: Gestão de protozoários enteropatogénicos humanos e de amebas de vida livre potencialmente patogénicas 58

    4.1 Tratamento da amebíase (devido a *Entamoeba histolytica)* 58

    4.2 Controlo de *Giardia intestinalis* 62

    4.3 Gestão de amebas de vida livre potencialmente patogénicas 65

Referências 66

Introdução

Os protozoários intestinais que infectam os seres humanos encontram-se em todo o mundo, tanto nos países desenvolvidos como nos países em desenvolvimento. No entanto, a sua prevalência é mais elevada nos países em desenvolvimento, onde são responsáveis por muita morbilidade. Os protozoários intestinais patogénicos tendem a afetar o intestino delgado, o intestino grosso ou ambos. Os que afectam o intestino delgado são principalmente *a Giardia intestinalis* e *o Cryptosporidium parvum* e tendem a afetar as crianças, ao passo que *a Entamoeba histolytica*, que afecta todos os grupos etários (com o seu efeito mais profundo nos adultos), tem predileção pelo intestino grosso.

A epidemiologia dos protozoários intestinais desenvolveu-se rapidamente durante o período em que a imunodeficiência devida ao Vírus da Imunodeficiência Humana (VIH) e a Síndrome da Imunodeficiência Adquirida (SIDA), que atingiu níveis pandémicos e/ou a quimioterapia para a malignidade, se tornaram muito comuns. Enquanto as infecções por *Cryptosporidium parvum* e *Isospora belli* são mais graves nos doentes imunodeficientes, a giardíase e a amebíase são menos graves. No entanto, a nossa compreensão dos protozoários patogénicos intestinais humanos continua a aumentar.

O subfilo Sarcodina (Amebae) move-se por fluxo protoplasmático sem pseudópodes discretos ou pelo uso de pseudópodes. Quando os flagelos estão presentes, estes são geralmente restritos a estágios de desenvolvimento ou outros estágios temporários. A maioria das espécies de Sarcodina (como Acanthamoeba e Naegleria) são de vida livre. No entanto, aquelas que se estabeleceram como parasitas humanos incluem *Entamoeba histolytica, E. coli, E. hartmanni, E. gingivalis, Dientamoeba fragilis, Endolimax nana* e *Iodamoeba butchlii*. Todos estes vivem no intestino grosso, exceto *a E. gingivalis* que vive na boca. Os Mastigophora constituem os protozoários enteropatogénicos humanos, sendo o mais proeminente a *Giardia intestinalis* (também conhecida como *Giardia intestinalis).*

Sabe-se que as amebas de vida livre (FLA), exclusivamente parasitárias, que se encontram normalmente na água e no solo, causam algumas doenças importantes no homem; três delas são: meningoencefalite amebiana primária (PAM), encefalite amebiana granulomatosa (GAE) com invasão de outros tecidos e ceratite amebiana crónica (CAK). Tanto a CAK como a PAM ocorrem em indivíduos saudáveis, enquanto a GAE e as doenças relacionadas estão associadas, num sentido geral, a situações de imunodeficiência[27] . As amebas de vida livre desta categoria pertencem aos ameboflagelados e aos acanthamoebidae. As amebas de vida livre de maiores dimensões, nomeadamente a *Sappinia diploidea*, foram relatadas como causadoras de abcessos cerebrais[28,29] .

Os professores de saúde destacados para trabalhar em instituições de saúde movimentadas e os alunos sob a sua instrução necessitam de material de referência rápida para orientar o diagnóstico e o tratamento de protozoários intestinais. A informação relevante raramente é encontrada num único livro ou noutra fonte de informação. O principal objetivo deste livro é disponibilizar os detalhes essenciais resumidos para permitir que os leitores poupem tempo na procura de informações relevantes necessárias para a fisiopatologia, apresentação clínica, complicações, diagnóstico e tratamento dos protozoários intestinais. As informações contidas neste pequeno livro didático permitirão ao leitor (1) descrever os antecedentes epidemiológicos e históricos dos protozoários intestinais, a transmissão, a patogénese, a fisiopatologia, a imunologia e a resistência genética em relação aos protozoários intestinais, (2) descrever a apresentação clínica e as complicações dos protozoários intestinais, (3) descrever os diagnósticos diferenciais e o diagnóstico e tratamento dos protozoários intestinais. No final do livro, encontra-se uma lista de referências bibliográficas para leitura complementar. .

Sobre o autor

O Dr. Joseph Choge é atualmente Professor Sénior na Universidade de Kabianga, no Quénia. É também Diretor do Departamento de Medicina Clínica na mesma Universidade. O Dr. Choge tem publicado muito. Publicou artigos numa série de revistas científicas e também publicou livros académicos de nível universitário e capítulos de livros. Um dos seus artigos, intitulado *"Pellagra in Isoniacid Preventive and Anti-Retroviral Therapy"*, publicado pela Elsevier, valeu-lhe e aos seus co-autores o prémio "Research Under Literal Access -'RULA' Award in India in the year 2020. Participou em muitas conferências científicas para divulgar os resultados da sua investigação. O Dr. Choge recebeu um prémio de reconhecimento da investigação como Investigador Extraordinário do Ano de 2023 na Universidade de Kabianga. É examinador externo em várias universidades do Quénia. Faz atualmente parte do Conselho de Administração do Clinical Officers Council (COC, um organismo profissional regular no Quénia) e foi também o anterior Presidente do COC. É também o Presidente - Eleito - em - Espera da Academia Internacional de Educadores Médicos Associados (IAPAE).

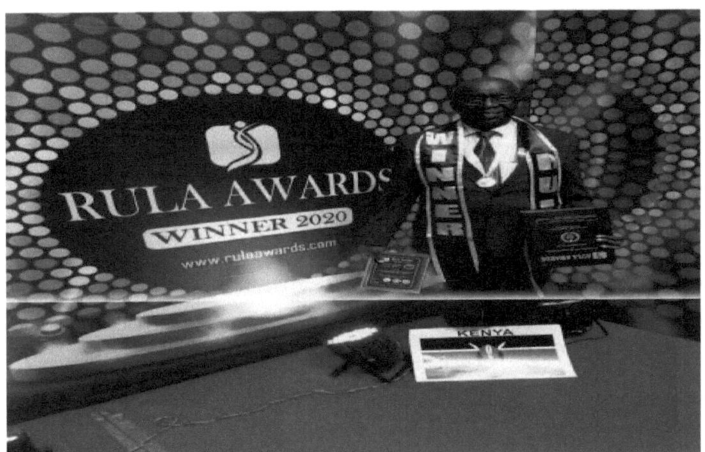

Capítulo Um: Antecedentes Históricos e Epidemiológicos dos Protozoários Enteropatogénicos Humanos e das Amebas de Vida Livre Potencialmente Patogénicas

1.1 Antecedentes históricos e epidemiológicos da *Entamoeba histolytica* e de outros protozoários enteropatogénicos humanos

O parasita protozoário, *Entamoeba histolytica*, que causa a amebíase, foi descrito pela primeira vez durante a autópsia e os achados clínicos de um caso fatal de disenteria em 1875 por Fedor A. Lösch, que vivia no norte da Rússia[1,2]. Em 1890, William Osler relatou outro caso fatal de disenteria que mais tarde se revelou ser amebíase hepática[12] e, cerca de um ano mais tarde, Councilman e Lafleur[16] estudaram pacientes com envolvimento hepático de amebíase e disenteria amebiana, chegando assim às descrições do que desde então tem sido conhecido como "disenteria amebiana" e "abcesso hepático amebiano".

A infeção humana por *Cryptosporidium parvum* foi reconhecida pela primeira vez em 1976, quando vários novos protozoários patogénicos, nomeadamente os microsporídios (que incluem *Enterocytozoon bieneusi* e *Encephelitozoon intestinalis*) e *Cyclospora cayetanensis*, foram desde então descobertos nos seres humanos. Com a melhoria dos métodos de deteção, poderão surgir muitos mais protozoários patogénicos para o ser humano.

O contexto histórico dos protozoários enteropatogénicos humanos evoluiu gradualmente durante os séculos XIX e XX, apesar da sua elevada prevalência. A partir da década de 1970, registaram-se grandes avanços devido ao aparecimento de técnicas de cultura laboratorial que permitiram a deteção de alguns deles. No entanto, os coccídios têm-se mantido resistentes às tentativas de cultura in vitro, facto que tem sido atribuído ao seu complexo ciclo de vida. Durante a primeira metade do século XX, o potencial patogénico destes protozoários foi vigorosamente debatido. Um exemplo foram as dúvidas que cientistas proeminentes, como Dobell, tinham sobre a toxicidade de *Giardia intestinalis*, dúvidas essas que foram entretanto dissipadas, apesar do conhecimento inadequado sobre o seu mecanismo de patogénese. No entanto, a resposta imunitária do hospedeiro à maioria destes protozoários intestinais, o desenvolvimento da sua imunidade protetora e os mecanismos da sua erradicação continuam a ser mal compreendidos. O desenvolvimento da sua vacina também permanece ilusório.

Em 1903, Schaudinn[14] elaborou as diferenças entre *E. coli* e *E. histolytica* e também redescreveu e separou formalmente *E. histolytica* de *E. dispar*. Em 1913, Sellards e Walker[10] estabeleceram a patogenicidade da *E. histolytica* colocando quistos em voluntários humanos. Em 1925, Brumpt[8] tornou-se o primeiro cientista a sugerir que as diferenças resultantes dos sintomas e da distribuição global da amebíase invasiva se deviam à presença de duas espécies de amebas morfologicamente indistinguíveis, mas com um potencial patogénico diferente. Brumpt distinguiu assim as duas espécies com base na sua patogenicidade em gatinhos e seres humanos infectados experimentalmente. Eventualmente, Brumpt sugeriu *E. dysenteriae* para a ameba patogénica e *E. dispar* para a ameba não patogénica. Embora Brumpt não tenha sido capaz de distinguir morfologicamente as duas espécies, o seu trabalho só ganhou popularidade quando Sargeaunt e associados[15,17] foram capazes de distinguir estirpes patogénicas de não patogénicas de *E. histolytica,* com base na tipagem isoenzimática. Desde então, foram identificados muitos outros marcadores que permitem a diferenciação entre os dois grupos.

Um grande surto que afectou milhares de pessoas, resultando em noventa e oito mortes, ocorreu em 1933 em Chicago (nos EUA) na sequência do consumo de água contaminada[3,4] . Este surto foi controlado por Joel Connolly, do Gabinete de Engenharia Sanitária de Chicago, que atribuiu o surto a uma canalização defeituosa que, posteriormente, permitiu a fuga de esgotos e a contaminação da água potável. Diamond e Clark[11] conseguiram distinguir entre estirpes patogénicas e não patogénicas de *E. histolytica* em 1993, recorrendo a todas as evidências de natureza imunológica, bioquímica e genética. O parasita foi anteriormente reconhecido pela Organização Mundial de Saúde (OMS) em 1997, estimando-se que *a E. histolytica* mata cerca de setenta mil pessoas anualmente[5] . Nesse mesmo ano (1997), o comité de peritos da OMS aprovou a separação das estirpes patogénicas e não patogénicas das amebas, numa reunião realizada na Cidade do México[9,13] . Outro surto de amebíase ocorreu na República da Geórgia em 1998[6] . Duas espécies de *Entamoeba*, a saber: *Entamoeba bangladeshi* e *Entamoeba moshkovskii* não foram diferenciadas morfologicamente até recentemente por causa da confiança em sua aparência física[1] . No entanto, a existência de espécies de Entamoeba não causadoras de doenças (conhecidas como *Entamoeba coli*) era conhecida desde 1897 (um século antes de a OMS reconhecer anteriormente *a E. histolytica*). Os remédios à base de plantas para a amebíase (envolvendo uma planta chamada *Glochidion calocarpum* que se pensa possuir propriedades medicinais) foram descritos pelo povo Nicobarese da Índia[7] .

Existem outras espécies de amebas que também têm alguma importância médica e, por isso, merecem ser mencionadas. Estas incluem: *Entamoeba mashkovskii, Entamoeba chattoni, Endolimax nana, Entamoeba dispar* (anteriormente conhecida como *E. histolytica* não patogénica),*Dientamoeba fragilis* e *Iodamoeba bütschlii.*

A Entamoeba mashkovskii assemelha-se à *E. histolytica. Entamoeba chattoni,* e infecta frequentemente macacos e símios, mas não causa sintomas clínicos. *Endolimax nana* é amplamente a causa de infecções humanas em todo o mundo, enquanto *Dientamoeba fragilis* é um flagelado tricomonado aberrante (não uma ameba). *A Iodamoeba bütschlii é* a ameba mais comum dos suínos, mas também pode infetar seres humanos e macacos (pensa-se que o porco é o hospedeiro original). Foi relatado que *a Entamoeba chattoni* é assintomática em indivíduos que estão em contacto próximo com macacos[18] . *A Entamoeba Entamoeba mashkovskii* foi originalmente isolada de esgotos em Moscovo e foi posteriormente notificada em muitas partes do mundo. O parasita é morfologicamente indistinguível da E. histolytica, à exceção do facto de ter sido isolado de fontes de vida livre, como o sedimento de esgotos - águas poluídas. Outras amebas com semelhança com a *E. histolytica* (por isso conhecida como estirpe "Laredo") foram isoladas de seres humanos. Inicialmente, pensava-se que as estirpes isoladas representavam E. histolytica atípica, mas posteriormente foram efectuados numerosos estudos que revelaram diferenças (tais como a ausência de reatividade serológica cruzada, perfis isoenzimáticos distintos e diferenças na composição das bases do ADN e a posse do gene da subunidade pequena do ARNr, que ajudaram a revelar outras estirpes de *Entamoeba mashkovskii,* que acabaram por ser consideradas diferentes de *E. histolytica*) entre elas. *A Entamoeba mashkovskii* tem uma ampla tolerância à temperatura e sabe-se que se multiplica a 10 - 37 graus Celsius). Além disso, a ameba produz vacúolos contrácteis em meios hipotónicos e é altamente resistente a medicamentos que potencialmente matam a ameba.

Dientamoeba fragilis é um pequeno parasita cosmopolita. Apenas os estádios trofozoítos foram estudados e podem ser diferenciados de outras amebas intestinais pelo facto de a maioria possuir dois núcleos,[19] embora 30 a 40% tenham um núcleo cada e possam ser confundidos com *Blastocystis hominis* que é relativamente mais comum. Para os diferenciar, devem ser sempre efectuadas colorações de tricomas. A cultura também é possível, podendo o parasita ser diferenciado dos outros pela posse de um perfil isoenzimático distinto. A análise do polimorfismo do comprimento do fragmento de restrição da reação em cadeia da polimerase (PCR) dos seus genes ribossómicos sugere a presença de duas formas geneticamente distintas[19] .

São essenciais mais estudos para determinar se existe ou não uma correlação entre estes grupos genéticos e a sua virulência. A infeção por *Dientamoeba fragilis* pode estar associada a sintomas gastrointestinais (nomeadamente dor abdominal e diarreia, embora seja geralmente assintomática)[20] .

No que diz respeito à *Iodamoeba bütschlii*, é considerada, na sua maioria, como não patogénica, embora, em raros casos, possa causar infeção humana. O pasito tem um perfil isoenzimático distinto e os seus trofozoítos variam muito em tamanho, de 15 a 20 mm de diâmetro. O seu citoplasma contém uma ou mais massas de glicogénio que são visíveis após coloração com iodo. O núcleo é geralmente invisível, embora as colorações permanentes possam revelar a aparência caraterística de um grande cariossoma central rodeado por grânulos de cromatina que formam um anel. Os quistos de *Iodamoeba bütschlii* têm um diâmetro de 8 a 15 mm, sendo tipicamente ovóides ou irregularmente piriformes no que diz respeito à sua forma. Os quistos parecem distintos em preparações que são coradas com iodo, devido à presença constante de vacúolos densos contendo glicogénio. A maioria dos cistos de *Iodamoeba bütschlii* tem apenas um núcleo cada.

A Entamoeba dispar é morfologicamente idêntica à *E. histolytica* e é o parasita entamoeba mais frequente tanto em primatas como em humanos. É o parente mais próximo da Entamoeba, no que diz respeito à genética. *A E. dispar,* ao contrário da *E. histolytica,* não causa doença invasiva ou produção de anticorpos em humanos. No entanto, alguns estudos mostraram que *a E. dispar* é capaz de induzir uma erosão superficial focal da mucosa do cólon sem invadir a submucosa ou causar úlceras[23] . Os níveis de anticorpos durante a infeção por *E. dispar* nunca se aproximam dos observados com *E. histolytica,* embora até vinte por cento das infecções *por E. dispar* possam levar a seropositividade para o imunodiagnóstico padrão de *E. histolytica*[13] . De acordo com estudos *in vitro, a E. dispar* é menos suscetível de ser lisada pelo complemento do que outras[24] . Foram descritas várias diferenças biológicas entre *a E. dispar* e *a E. histolytica,* mas nenhuma delas explica totalmente por que razão *a E. dispar* é incapaz de produzir doença invasiva. *A E. dispar* produz menos proteases[25] , não se liga fortemente às células-alvo e é menos citotóxica, tem uma carga superficial mais elevada, um glicocálix mais fino e tem menos atividade fagocitária do que a *E. histolytica*[26] . Não é possível distinguir entre *E. histolytica* e *E dispar* por razões clínicas; apenas os testes de deteção de antigénio podem fazer esta distinção.

No que diz respeito à epidemiologia da amebíase, a doença tem uma distribuição cosmopolita, com aproximadamente cinquenta milhões de pessoas infectadas por *E. histolytica* anualmente A amebíase causada por *E. histolytica* é atualmente conhecida como a segunda principal causa de mortalidade por doenças parasitárias, pois mata entre quarenta mil e cem mil pessoas anualmente em todo o mundo[38] . No entanto, como cerca de oitenta a noventa por cento dos indivíduos infectados permanecem assintomáticos, é difícil determinar com exatidão a distribuição global da amebíase. No entanto, a amebíase é responsável pela maior parte da diarreia entre as pessoas que vivem em zonas com más condições sanitárias[35,36,37] . Outra razão para as estimativas anteriores de infecções por *E. histolytica* com base no exame dos óvulos do parasita nas fezes é o facto de a técnica de exame das fezes não poder diferenciar entre *E. dispar, E. histolytica* e *E. moshkovskii*. A distribuição de *E. histolytica* com base em amostras de fezes de pessoas assintomáticas, utilizando a reação em cadeia da polimerase (PCR) e ensaios de imunoabsorção enzimática (ELISA) varia entre um e vinte e um por cento. Através da utilização de técnicas de PCR e ELISA, estima-se atualmente que quinhentos milhões de pessoas que sofrem de infeção por *Entamoeba* estão também colonizadas por *E dispar*[44] . A amebíase devida à *E. histolytica* é mais comum nos países em desenvolvimento das regiões tropicais[34] . Embora os grupos mais vulneráveis sejam os que sofrem de imunodeficiência, os que fazem terapia prolongada com esteróides, os alcoólicos, os doentes diabéticos, os malnutridos[29] e/ou as grávidas, também foram registados surtos entre homens que fazem sexo com homens[32,33] .

A síndrome da imunodeficiência adquirida (SIDA) tem sido associada à amebíase em vários estudos anteriores[46,48,50,51,52] , embora o impacto da pandemia da SIDA na forma invasiva da amebíase permaneça controverso. Enquanto alguns cientistas sugerem que o abcesso hepático amebiano é uma infeção parasitária emergente entre os indivíduos VIH positivos que vivem em áreas conhecidas como endémicas para a doença, outros relataram que a amebíase invasiva não aumenta entre os pacientes com infeção por VIH[45,47] . Além disso, um estudo realizado em Seul de 1990 a 2005 descobriu que 32% dos trinta e um pacientes que tiveram abcesso hepático amebiano tinham VIH[56] . Um estudo de caso-controlo separado, realizado entre pessoas que procuraram aconselhamento e testes voluntários para o VIH, mostrou que o aumento do risco de amebíase estava associado à idade mais avançada, à contaminação fecal-oral, à homossexualidade e a um nível de escolaridade relativamente mais baixo[55] . No que diz respeito à raça e aos dados demográficos relacionados, um estudo realizado em Taiwan e no Japão mostrou que a seropositividade do VIH é um fator de risco para a forma invasiva de amebíase extra-intestinal[47] , enquanto a homossexualidade, mais do que o estado de imunossupressão, parece ser um fator de risco para a colite amebiana[57] .

Também se verificou um aumento da prevalência de amebíase entre pessoas institucionalizadas, especialmente entre homossexuais masculinos, deficientes mentais e pessoas que vivem em ambientes comunitários. A prevalência global da infeção por amebíase nos Estados Unidos é de apenas quatro por cento, mas chega a cinquenta por cento na América do Sul, América Central, Ásia e África[40] . Além disso, estima-se que catorze em cada mil pessoas que regressam aos EUA e sofrem de diarreia têm amebíase, o que corresponde a 12,5 por cento de todos os casos confirmados por estudos microbiológicos[42] , sendo as viagens ao Médio Oriente, à América do Sul e ao Sul da Ásia as de maior risco. Apesar de mais de quarenta por cento das mortes por amebíase registadas terem ocorrido entre residentes do Texas e da Califórnia[43] , foi registada uma taxa de mortalidade por amebíase em declínio de cinco por ano nos EUA e cento e trinta e quatro mortes foram registadas entre 1990 e 2007[44] . No entanto, foi registada uma seroprevalência de oito a nove por cento no México[39] . Outras regiões com alta prevalência de amebíase são Egito (onde se verificou que a diarreia aguda devido a colite amebiana constituía trinta e oito por cento dos indivíduos), Vietname (onde vinte e um por cem mil habitantes estavam infectados) e Bangladesh (onde as crianças em idade pré-escolar sofriam níveis significativos de disenteria amebiana devido a *E. histolytica* todos os anos)[41] . Os Centros de Controlo e Prevenção de Doenças (CDC) registaram um total de cerca de três mil casos de amebíase (precisamente dois mil novecentos e setenta), o que corresponde a trinta e três por cento e dezassete por cento entre os imigrantes hispânicos e os imigrantes asiáticos ou das ilhas do Pacífico, respetivamente, em 1993[43,44] .

No que diz respeito à suscetibilidade de género, a colite amebiana afecta igualmente homens e mulheres[54] , embora a forma invasiva afecte mais frequentemente os homens do que as mulheres[38] . Um estudo anterior concluiu que o abcesso hepático amebiano era sete a doze vezes mais comum nos homens do que nas mulheres, especialmente entre os homens com idades compreendidas entre os dezoito e os cinquenta anos[38] . Embora a razão para este facto ainda não seja clara, pensa-se que os efeitos hormonais e a ingestão de álcool[49] podem ser factores de risco contributivos entre os homens. A influência hormonal pode ser um fator entre as mulheres afectadas, uma vez que as mulheres pós-menopáusicas têm uma maior prevalência de abcesso hepático amebiano do que os homens[49] . Todos os grupos etários são igualmente susceptíveis à amebíase intestinal sintomática[38] ; no entanto, os adultos são dez vezes mais frequentemente afectados por abcessos hepáticos devidos à amebíase do que as crianças, embora as crianças mais jovens estejam mais predispostas à colite fulminante do que os adultos[50] .

O risco de desenvolver amebíase invasiva por portadores assintomáticos de *E. histolytica* é estimado em cerca de dez por cento[105] . Além disso, há que ter em conta que, nas zonas onde a amebíase é endémica, se tornou claro que *a E. dispar* é dez vezes mais prevalente do que *a E. histolytica*. Esta última foi relatada como um potencial culpado que pode causar abcesso hepático amebiano[38] . Assim, na América do Norte e na Europa, onde a amebíase invasiva é rara, quase todas as infecções anteriormente consideradas como ocorrendo devido à *E. histolytica* foram de facto causadas pela *E. dispar*. Tendo em conta este facto, apenas dez por cento das estimativas conservadoras de quatrocentos e oitenta milhões de pessoas (ou seja, quarenta e oito milhões) que se pensa sofrerem de amebíase podem ter tido *E. histolytica*. Por conseguinte, não é sensato fazer generalizações sobre a distribuição epidemiológica da amebíase devido à dificuldade de conhecer a distribuição exacta das duas espécies de parasitas que causam a amebíase. Os estudos efectuados na Austrália e no México revelaram que a proporção de *E. histolytica* para *E. dispar* é de 1:13[104] e 1,5: 1[103] , respetivamente.

Geograficamente, algumas regiões tendem a expressar certas formas de amebíase que diferem de outras. Alguns estudos observacionais descobriram que a colite amebiana era predominante no Egito, ao contrário da África do Sul, onde o abcesso hepático amebiano era mais predominante.

1.2 Antecedentes históricos e epidemiológicos da *Giardia intestinalis* e de outros Mastigophora (Flagelados) associados

A giardíase, uma doença parasitária causada por um protozoário flagelado conhecido como *Giardia intestinalis* (anteriormente conhecido como *Giardia duodenalis* ou *Giardia lamblia*) tem uma distribuição mundial[59,62,63,64,67] , especialmente nas regiões tropicais e temperadas do mundo. A doença é mais frequente em crianças do que em adultos[61,66] , especialmente em crianças com dez anos ou menos, podendo a prevalência da doença atingir quinze a vinte por cento[69,70] . No entanto, a prevalência global da giardíase varia entre quatro e quarenta e dois por cento, mas no mundo industrializado a prevalência varia entre dois e cinco por cento, enquanto no Reino Unido (mais ainda na Europa de Leste), a prevalência se situa entre 0,9% e 4,7% e um estudo realizado em Itália relatou uma prevalência entre 2,4 e 11%[72] . A prevalência mais elevada de giardíase foi registada em 73,4% no Nepal Ocidental. No entanto, vários locais registaram uma prevalência entre 11% e 14%; as zonas urbanas de Dhaka registaram 11%[78] , a Etiópia registou uma prevalência entre 2,0% e 11,4%[75] e a Costa do Marfim registou uma prevalência de 13,9%[73] . É o parasita intestinal mais comum isolado em estudos laboratoriais, incluindo nos EUA, onde é responsável pela morbilidade de cerca de 1,2 pessoas por ano[60,65] . Em tempos, a Nova Zelândia registou uma taxa de infeção por giardíase de trinta casos por cada cem mil habitantes; esta foi considerada a taxa de infeção mais elevada entre os países industrializados[68] . Um estudo realizado no Canadá em 2005 revelou uma taxa de infeção de 19,6 por cem mil habitantes; o mesmo estudo concluiu que o padrão de giardíase no Canadá estava correlacionado com o dos EUA, na medida em que a incidência anual de giardíase era estável, mas havia uma variação sazonal significativa com um pico entre o final do verão e o início do outono[71] .

No que diz respeito à epidemiologia da giardíase, o CDC comunicou que o maior número de casos registados ocorreu entre adultos com idades compreendidas entre os trinta e cinco e os quarenta e quatro anos e crianças com idades compreendidas entre um e nove anos, num estudo realizado entre 2003 e 2005[74] . Embora todos os grupos etários e todas as raças sejam igualmente susceptíveis à giardíase, as crianças pequenas e os bebés tendem a ser mais susceptíveis do que os bebés nos primeiros seis meses de amamentação, com a prevalência específica da idade a aumentar durante a infância, mas tende a diminuir quando se aproxima a adolescência[76,77] . No entanto, um estudo concluiu que as crianças com idade igual ou inferior a três anos tinham passagem de quisto numa percentagem estimada de vinte a vinte e cinco por cento; a maioria dos infectados encontrava-se em centros de dia, de acordo com as epidemias documentadas que ocorreram durante as duas últimas décadas (de acordo com a investigação publicada em 2009)[79,80] . Um estudo realizado no Canadá relatou uma prevalência ligeiramente mais elevada entre os homens do que entre as mulheres, com taxas de infeção demonstradas de 21,2 por cem mil e 17,9 por cem mil entre os homens e as mulheres, respetivamente[71] .

Pensa-se que *a Giardia intestinalis* tenha sido o primeiro organismo a evoluir do estado procariótico para o estado eucariótico[21] . Este parasita é conhecido por causar diarreia aguda e crónica[22] , má absorção intestinal e pode também estar associado a atrasos de crescimento e desenvolvimento nas crianças. No entanto, o seu espetro de apresentação clínica continua a ser diverso. Embora *a Giardia intestinalis* tenha sido cultivada pela primeira vez na década de 1970, muitos aspectos da sua biologia permanecem desconhecidos, apesar do facto de o nosso conhecimento sobre o parasita se ter expandido desde então. Sabe-se que a infeção é uma zoonose transmissível através de alimentos ou água contaminados com o organismo, encontrado principalmente em esgotos ou em ambientes com falta de saneamento.

1.3 Antecedentes históricos e epidemiológicos das amebas de vida livre potencialmente patogénicas (FLA)

As amebas de vida livre (FLA) são omnipresentes (encontradas em todo o mundo) na natureza e mais ainda no solo e na água (especialmente água doce e quente). Foi relatado que *a Balamuthia mandrillaris* é originária principalmente da América Latina e do Peru (onde foi registado o envolvimento de lesões cutâneas faciais) e de alguns estados do sudoeste. *A Sappinia pedata* foi encontrada num ser humano no Texas. Foram também registados alguns casos limitados na Austrália, na Ásia e na Europa. *A Naegleria fowleri* foi encontrada em todos os continentes do mundo. Um estudo efectuado na Tailândia encontrou uma proporção mais elevada (62,5%) de FLA termotolerante na água do que no solo (37,5%)[89] .

As duas classificações importantes das amebas de vida livre são: (1) Amoeboflagelados (por exemplo, *Naegleria fowleri*) e (2) Acanthamoebidae (por exemplo, espécies de *Acanthamoeba, Balamuthia mandrillaris*). São exclusivamente parasitas e são conhecidos por causar três doenças importantes, nomeadamente: meningoencefalite amebiana primária (MPA), encefalite amebiana granulomatosa (EGA) com invasão de outros tecidos e ceratite amebiana crónica (CAK). As associadas a infecções cerebrais em humanos incluem: *Naegleria, Acanthamoeba, Balamuthia* e espécies de *Sappinia*[81,83,85] . Os FLA conhecidos por causar ceratite amebiana em humanos são: *Acanthamoeba, Hartmannella* e *Vahlkampfia*[82,84] . Alguns FLA também são conhecidos por serem vectores de vários microrganismos patogénicos intracelulares (nomeadamente *Mycobacterium*[88] , *Chlamydia-like*[86] e *Legionella pneumophilia*[87] species); também os protegem do ambiente agressivo e apoiam o crescimento dos micropatógenos. *A Acanthamoeba* também pode causar úlceras gástricas, como foi relatado num estudo efectuado na Tailândia[102] . Alguns estudos descobriram a coexistência de espécies termotolerantes de *Acanthamoeba* e *Naegleria* em amostras de água e solo[89] . Além disso, alguns estudos demonstraram a gama de deteção de vários FLA, incluindo o protozoário ciliado de água doce *Tetrahymena,*[90] *Acanthamoeba, Vahlkampfia, Naegleria, Hartmannella*[92] , *Vannella, Protacanthamoeba* e *Echinamoeba*[91] . Outras espécies de FLA identificadas e sequenciadas com sucesso em alguns estudos incluem *Echinamoeba exundans* e *Hartmannella* spp. Embora *a Echinamoeba exundans* tenha sido ocasionalmente relatada a partir de fontes aquáticas (tais como folhagem, serapilheira,[97] corpos de água[91] , sistemas de água quente de hospitais[94] ou fontes termais[93] , esta espécie nunca foi descrita como um agente patogénico humano. *Hartmannella* spp. é ubíqua na natureza e tem sido associada à queratite amebiana, uma vez que se verificou que co-infecta com *Acanthamoeba* ou mesmo com *Vahlkampfia*[82,84,96] . No entanto, não se pode ignorar a possibilidade de os isolados termotolerantes de *Echinamoeba* e *Hartmannella* serem importantes vectores potenciais de agentes patogénicos, embora menos graves do que *Naegleria* ou *Acanthamoeba*. No entanto, é amplamente aceite que a termotolerância (tolerância a temperaturas elevadas) é uma caraterística associada à potencial patogenicidade; isto é ainda mais verdade no que diz respeito à *Acanthamoeba*[100,101] . Alguns estudos relataram *Hartmannella, Echinamoeba* e *Acanthamoeba* como vectores de várias bactérias patogénicas, incluindo: *Mycobacterium,*[99] *Legionella pneumophila,*[87,91] *Pseudomonas aeruginosa,*[91] *Exophiala dermatitidis,*[95] *Vibrio cholerae,Escherichia coli,Comamonas acidovorans* e *Proteus mirabilis*[98] .

A Naegleria fowleri encontra-se em todo o mundo, principalmente em água doce e quente, e é conhecida por causar meningoencefalite amebiana primária (MPA). O parasita alimenta-se normalmente de bactérias. O ciclo de vida da *Naegleria fowleri* tem três fases, nomeadamente: (1) a fase de alimentação, crescimento e multiplicação ou trofozoíto que se encontra nas superfícies da vegetação e da lama, (2) a fase biflagelada de rápida mobilidade que se encontra frequentemente nas camadas superficiais da água e (3) a fase de quisto dormente que se encontra nos mesmos locais que o trofozoíto. As provas epidemiológicas e experimentais apoiam a capacidade das formas flagelada e trofozoítica do parasita para infetar o homem. O isolamento de *N. fowleri* do solo e do pó foi feito num estudo realizado na Nigéria[175,175] O organismo foi também isolado de massas de água num estudo realizado no Egito[188] e num estudo separado na Costa do Marfim[179] .

Um estudo realizado na Guiné-Bissau com amostras de água de poço mostrou a presença de estirpes de amebas de vida livre potencialmente patogénicas[169] . Durante este estudo, não foi encontrada nenhuma correlação entre a concentração dos vários parâmetros (nomeadamente pH, condutividade, conteúdo mineral e dureza total); isto foi atribuído à elevada resistência da FLA contra as condições ambientais adversas que tinham sido relatadas noutros estudos anteriores. [178]Verificou-se que as fontes de água albergam estirpes de *Acanthamoeba* potencialmente patogénicas de acordo com estudos ambientais efectuados em vários países africanos[173,176,177,179,187,188] .

As espécies de amebas de vida livre e potencialmente patogénicas são parasitas oportunistas e não têm um hospedeiro reservatório principal, embora tenham sido documentadas infecções relacionadas com estas espécies em várias espécies animais...

Capítulo Dois: Transmissão, Fisiopatologia e Manifestações Clínicas dos Protozoários Enteropatogénicos Humanos e das Amebas de Vida Livre Potencialmente Patogénicas

2.1 Transmissão, patogénese e imunopatologia da *Entamoeba histolytica*

Devido ao facto de *a Entamoeba histolytica* necessitar apenas de uma dose baixa do organismo para infetar um indivíduo e ao facto de poder ser facilmente transmitida através de esgotos e alimentos contaminados, bem como ao facto de ser resistente ao cloro e estável na maioria dos ambientes, é, por conseguinte, classificada na categoria B dos agentes patogénicos de biodefesa pelo Instituto Nacional de Alergia e Doenças Infecciosas (NIAID)[112] . A prevalência mais elevada da amebíase verifica-se nos países em desenvolvimento, onde as barreiras entre as fezes humanas e as reservas de água e alimentos são inadequadas. No entanto, mesmo nos países desenvolvidos, a amebíase pode ser transmitida, especialmente entre homossexuais, indivíduos que estiveram confinados a instituições como prisões, entre outros, indivíduos com imunossupressão e aqueles que viajam de e para regiões consideradas endémicas para a doença. Nos países em desenvolvimento, os factores que contribuem para a transmissão da doença incluem a falta de educação, a pobreza, a sobrelotação, o abastecimento de água contaminada e as condições insalubres, que contribuem para a transmissão fecal-oral[113,114] .

2.1.1 Transmissão de *E. histolytica*

Transmissão por via fecal-oral: O principal modo de transmissão é a via fecal-oral. A infeção por *E. histolytica* ocorre por via fecal-oral, através da ingestão de alimentos e bebidas contaminados pelo parasita (por exposição a fezes humanas). A manipulação de alimentos e bebidas em condições sanitárias inadequadas e/ou a preparação de alimentos por indivíduos infectados são, por conseguinte, responsáveis pela transmissão da doença, incluindo quaisquer potenciais surtos de disenteria amebiana. As epidemias da doença ocorrem quando o esgoto bruto contamina os suprimentos de água utilizados por grandes populações humanas. Os indivíduos infectados podem ser portadores de quistos do parasita e servir de reservatórios da infeção, pelo que os quistos podem ser facilmente transmitidos a outros indivíduos. Podem ocorrer infecções graves em crianças pequenas, indivíduos mal nutridos, mulheres grávidas, pessoas que tomam corticosteróides, doentes diabéticos, doentes com doenças malignas avançadas, entre outros. Assim, os doentes com SIDA não são necessariamente as únicas pessoas que correm um risco relativamente mais elevado de contrair amebíase e as suas complicações, especialmente a disenteria amebiana. A transmissão fecal-oral pode ocorrer em situações em que os parasitas são inoculados diretamente através de dispositivos que são utilizados para irrigar diretamente o cólon.

Transmissão sexual: A transmissão sexual da *E. histolytica* também é possível. As pessoas com elevado risco de transmissão sexual incluem todos os grupos que estão em risco de contrair todas as outras doenças sexualmente transmissíveis. Estes incluem: imigrantes, trabalhadores migrantes, viajantes, indivíduos imunodeprimidos, indivíduos confinados em instituições mentais, prisões, instalações residenciais ou de internamento sem restrições de todos os tipos (tais como escolas, centros de dia, ambientes residenciais em instituições de formação, entre outros).

2.1.2 Patogénese da *E. histolytica*

O processo da doença começa normalmente com a ingestão de quistos infecciosos dos protozoários parasitas. Os estádios císticos podem permanecer viáveis (infecciosos) durante longos períodos, que podem ir de semanas a meses, no seu ambiente. A contaminação pode ocorrer quando um indivíduo manuseia alimentos, solo, água ou mesmo fertilizantes contaminados. Depois de entrarem no hospedeiro humano, os parasitas saem dos seus quistos (excestação) para se transformarem em trofozoítos, o que geralmente ocorre no cólon ou na extremidade terminal do cólon. As formas trofozoítas são capazes de destruir os tecidos assim que atravessam a barreira mucosa, causando subsequentemente sintomas que incluem colite (diferencial da doença inflamatória intestinal) e uma forma sanguinolenta de diarreia. Podem também espalhar-se através da corrente sanguínea para muitos outros órgãos. A patogénese está resumida no seguinte ciclo de vida.

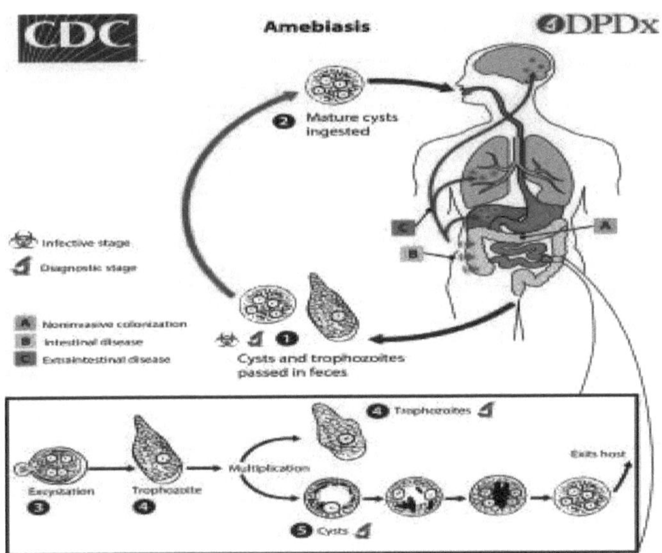

O parasita E. *histolytica* tem a capacidade de destruir quase todos os tecidos do corpo humano. Os mais frequentemente afectados são a mucosa intestinal, o fígado e, em menor grau, a pele e o cérebro. É provável que os parasitas se espalhem para o fígado (a partir dos intestinos) através da circulação portal. Nem sequer as cartilagens são poupadas pelos estádios trofozoítos do parasita. Os factores de virulência já identificados incluem moléculas de adesão, citólise dependente do contacto, proteases, hemolisinas e atividade fagocítica.

Para causar os danos, os trofozoítos têm primeiro de colonizar o cólon. A presença de bactérias é essencial para que esta colonização ocorra, uma vez que as bactérias proporcionam um ambiente com baixa tensão de oxigénio e, provavelmente, também o fornecimento de outras necessidades metabólicas. Os trofozoítos têm então de penetrar através da camada de muco e aderir às células do hospedeiro. A *E. histolytica* aumenta a secreção de muco, altera a sua composição e esgota a mucina das células caliciformes, tornando assim as superfícies epiteliais mais vulneráveis à invasão.

Uma vez quebrada a barreira mucosa, o parasita atinge a superfície luminal dos enterócitos e produz inicialmente uma erosão epitelial superficial e focal dependente do contacto. Os trofozoítos aderem às mucinas do cólon e às células hospedeiras através da lectina inibidora da N-acetil-D-galactosamina, uma proteína de 260 kDa também conhecida como lectina de aderência Gal/GalNAc, composta por uma subunidade de 170 kDa e outra de 35/31 kDa. A subunidade de 170 kDa é imunologicamente semelhante à integrina[109]. Outras moléculas estão envolvidas na adesão (incluindo uma lectina de 220 -kDa, uma adesão de 112 -kDa e um lipofosfoglicano de superfície).

Os danos celulares são principalmente dependentes do contacto, embora existam provas que sugerem que a E. histolytica induz a apoptose das células hospedeiras[106]. A lectina de adesão Gal/GalNAc é necessária para a citólise (embora não seja diretamente citotóxica), uma vez que a lise das células-alvo é reduzida na presença de galactose. Além disso, um anticorpo monoclonal contra a subunidade pesada é capaz de inibir parcialmente a citólise sem bloquear a adesão. Foi sugerido que a lise celular é produzida através dos péptidos formadores de canais de *E. histolytica* (conhecidos como **amebapores**). Foram identificadas três isoformas destes peptídeos, nomeadamente: A, B e C. Estão presentes na proporção de 35: 10: 1, com os genes mostrando 35 - 57% de identidade de sequência de aminoácidos deduzida e a sua estrutura também já é conhecida[108]. Os amebapores são facilmente solúveis (como outros peptídeos formadores de poros de *E. histolytica*), mas também são capazes de mudar para um estágio inserido na membrana. A oligomerização ocorre através da formação de um canal através da membrana plasmática, permitindo assim a passagem de iões, água e outras pequenas moléculas, lisando consequentemente a célula alvo. O amebaporo C parece ser o mais eficaz, ao contrário do amebaporo A que é ineficaz na lise dos eritrócitos. Os amebóforos encontram-se em vesículas citoplasmáticas e mostram uma atividade máxima em pH ácido, o que é consistente com observações anteriores de que a lise de células alvo por *E. histolytica* requer um pH de 5,0 dentro das vesículas amebianas. A presença de atividade formadora de poros na *E. dispar* não patogénica (embora 60% menos potente) sugere que a função primária dos amebóforos é destruir bactérias fagocitadas.

Durante a invasão das camadas mais profundas da mucosa, os trofozoítos têm de lisar as células circundantes e degradar a matriz extracelular. O contacto dos trofozoítos com a matriz extracelular induz, então, a formação de placas de adesão, contendo filamentos de actina, vinculina, α-actinina, tropomiosina e miosina 1. Na ausência de cálcio, a adesão é fraca (porque o cálcio intracelular é necessário para reorganizar o citoesqueleto dos trofozoítos para formar a placa de adesão). O contacto dos trofozoítos com a matriz extracelular também induz a libertação de cisteína proteinases e o conteúdo de grânulos densos em electrões que incluem colagenase, duas proteases e pelo menos 25 outros polipéptidos[110]. Existem pelo menos sete genes que codificam para cisteína proteinases em *E. histolytica*[107] . A mucosa do ceco e do cólon é invadida pela *E. histolytica*, começando no epitélio integlandular, onde existe uma baixa resistência e, por conseguinte, as células intestinais são normalmente eliminadas durante a fase final da renovação do epitélio. A infiltração de células à volta dos parasitas invadidos leva a uma lise rápida das células inflamatórias e à necrose dos tecidos; por isso, dificilmente se encontram células inflamatórias durante a autópsia ou em raspagens obtidas de lesões da mucosa do reto. As ulcerações podem chegar progressivamente às partes mais profundas da mucosa e, por fim, causar a perfuração do cólon.

Embora as fases iniciais da invasão do fígado pela *E. histolytica* ainda não tenham sido extensivamente estudadas em seres humanos, estudos realizados em experiências com animais demonstraram que a inoculação de trofozoítos de *E. histolytica* nas veias porta hepáticas produz uma acumulação de neutrófilos que se apresentam como múltiplos focos em redor da *E. histolytica*. Isto é imediatamente seguido por necrose e infiltração de tecido granulomatoso. A necrose torna-se mais extensa no fígado à medida que a infeção progride. Pensa-se que a lesão hepática é causada por enzimas lisossomais que lisam os neutrófilos polimorfonucleares e não diretamente pelos próprios parasitas. Na amebíase grave, sobretudo nos doentes tratados com corticosteróides, todos os órgãos afectados (olhos, cérebro e pulmões, sobretudo) contêm trofozoítos.

2.1.3 Imunopatologia da *E. histolytica*

O sistema imunitário começa por entrar em contacto com os trofozoítos através das células epiteliais do intestino, pelo que os parasitas estimulam a produção do fator necrótico tumoral (TNF α) interleucina IL 8)[116,118] . Esta última (IL 8) provoca um rápido recrutamento e ativação dos neutrófilos. A lise das células inflamatórias e a subsequente necrose dos tecidos ocorrem em torno das células invadidas pelas amebas.

Em cultura axénica, *a E. histolytica* é suscetível à lise do complemento, mas permanece resistente quando os parasitas são cultivados depois de terem passado por animais ou quando é utilizado soro humano. A resistência ao complemento é parcialmente mediada pela sua aderência à lectina Gal/GalNac, através da qual a adesina se liga a C9 e C8, inibindo assim a sua montagem e, subsequentemente, a lise mediada por C5b-9. Depois disso, o complexo imunitário desaparece da superfície do parasita. É provável que o faça por capping, uma vez que os componentes do complemento estão evidentemente presentes após a análise química da uroide. A resistência do parasita à lise mediada pelo complemento diminui após a incubação dos trofozoítos após a fixação com glutaradeído e após a utilização de tripsina ou citocalasina B. Isto sugere, portanto, que a mobilidade intacta da membrana e um componente de superfície sensível à tripsina são necessários para a inibição da ativação da via alternativa do complemento. A mediação da resistência à lise pelo complemento pode ser devida à inativação das afilotoxinas C5a e C3a, que são segregadas por cisteína proteases do parasita[116] . Embora a resposta imunitária à invasão intestinal seja apenas parcial[122] , a resposta imunitária produzida é notavelmente significativa e protetora. No entanto, a infeção natural por E. histolytica nos seres humanos não parece conferir imunidade a longo prazo, uma vez que mesmo os indivíduos que já tiveram um abcesso hepático amebiano permanecem tão susceptíveis a uma nova infeção amebiana como o resto da população[38] .

Surpreendentemente, os pacientes com imunossupressão devido ao VIH não parecem ser mais susceptíveis à amebíase do que os que não a têm[117] . A resposta sistémica de anticorpos segue prontamente a resposta local de anticorpos secretórios, sendo os anticorpos circulantes detectados logo uma semana após a amebíase invasiva humana, bem como em animais experimentais. As proteases de cisteína do parasita são degradadas tanto em IgG[115] como em IgA[121] ; por conseguinte, estas podem limitar a eficácia da resposta imunitária humoral.

2.2 Transmissão e fisiopatologia da *Giardia intestinalis*

2.2.1 Transmissão de *Giardia intestinalis*

Um fator-chave na transmissão da giardíase é a capacidade do quisto de sobreviver no seu ambiente propício durante longos períodos, fora do hospedeiro. O parasita pode ser transmitido através de:

(1) Ingestão de quistos (através do contacto pessoa-a-pessoa/transmissão em resultado da contaminação dos alimentos ou da água); a giardíase ocorre após a ingestão dos quistos do parasita presentes nos alimentos ou na água contaminados. Quando os quistos chegam ao estômago e ao duodeno, o ácido clorídrico e, subsequentemente, as enzimas pancreáticas digerem a parede cística (**excitação**, que é um processo contínuo durante a infeção) para libertar **trofozoítos**[148] . Os trofozoítos chegam então ao intestino delgado onde se multiplicam (duplicando assim a cada nove a doze horas). Os trofozoítos transformam-se em quistos (**encistamento**) no intestino grosso (cólon) - devido ao ambiente propício dos sais biliares secundários e do pH neutro. Não existe um hospedeiro intermediário durante a transmissão da doença. O ciclo repete-se quando os novos quistos são ingeridos por outro hospedeiro. *A* este respeito, *a Giardia intestinalis* tem um dos ciclos de vida mais simples de todos os parasitas humanos. Não são necessários hospedeiros intermediários.

(2) Transmissão sexual: é possível para quem pratica sexo anal - homossexuais masculinos[144,146,148] .

2.2.2 Fisiopatologia e imunopatologia da *Giardia intestinalis*

2.2.2.1 O ciclo de vida da *Giardia intestinalis*

1Os quistos de Giardia podem contaminar os alimentos, a água e as superfícies, e podem causar giardíase quando ingeridos nesta fase infecciosa do seu ciclo de vida. A infeção ocorre quando uma pessoa ingere cistos de *Giardia* de água, alimentos, mãos, superfícies ou objetos contaminados. 2Quando os quistos de *Giardia* são engolidos, passam através da boca, esófago e estômago para o intestino delgado, onde cada quisto liberta dois trofozoítos através de um processo chamado excitação. Os trofozoítos *de Giardia* alimentam-se e absorvem os nutrientes da pessoa infetada.*3* Os trofozoítos *de Giardia* multiplicam-se dividindo-se em dois, num processo designado por fissão binária longitudinal, permanecendo no intestino delgado, onde podem estar livres ou agarrados ao revestimento interior do intestino delgado.4 Os trofozoítos *de Giardia* deslocam-se então em direção ao cólon e voltam a transformar-se em quistos através de um processo designado por encistamento. O quisto de Giardia é a fase que se encontra mais frequentemente nas fezes.5 Tanto os quistos como os trofozoítos de *Giardia* podem ser encontrados nas fezes de alguém que tenha giardíase e podem ser observados microscopicamente para diagnosticar a giardíase. Os quistos de *Giardia* são imediatamente infecciosos quando passam nas fezes ou pouco depois, e os quistos podem sobreviver vários meses em água fria ou no solo.

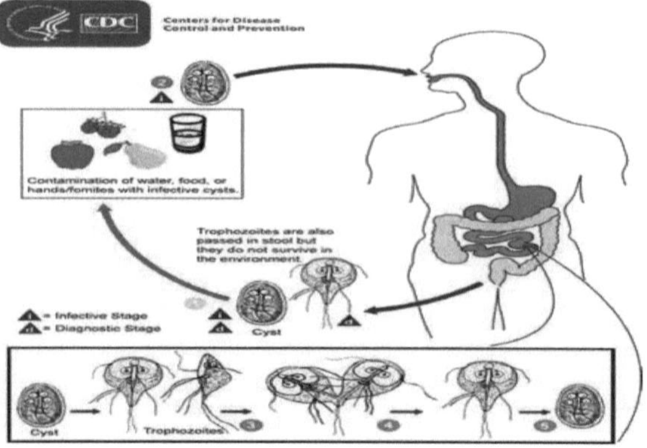

Imagem do ciclo de vida e informações cortesia de DPDx.

Fonte do conteúdo: Centros de Controlo e Prevenção de Doenças, Centro Nacional de Doenças Infecciosas Emergentes e Zoonóticas (NCEZID), Divisão de Doenças Alimentares, de Origem Hídrica e Ambientais (DFWED)

2.2.2.2 Microbiologia de *Giardia intestinalis*

A colonização do parasita no hospedeiro infetado envolve três processos, nomeadamente: (i) **Excistação:** pensa-se que seja desencadeada por um pH baixo e por secreções duodenais e pancreáticas; observou-se que os vacúolos intracelulares dicarregam o seu conteúdo durante a excistação, o que sugere que são necessárias hidrolases para completar o processo[150] . (ii) **Fixação ao epitélio intestinal** e (iii) **Multiplicação.**

O parasita liga-se ao epitélio intestinal muito provavelmente por vários mecanismos. No entanto, o disco ventral parece desempenhar um papel importante, quer através das forças hidrodinâmicas geradas pelos flagelos sob o disco, quer através do movimento direto do disco mediado pelas suas proteínas contrácteis, particularmente as que se encontram nas partes periféricas do disco. A perturbação farmacológica da função dos microfilamentos inibe a fixação, apoiando assim um papel central para o disco ventral. Além disso, tal como muitos outros microrganismos, a Giardia intestinalis possui uma lectina de superfície de ligação à manose (via da lectina de ligação à manose) que parece existir como uma prolectina no citoplasma e é activada pela tripsina. Esta lectina foi purificada e demonstrou ter um peso molecular de 28-30kDa. As experiências em modelos de fixação que utilizam células epiteliais intestinais de mamíferos ou linhas celulares de cultura sugerem que tanto os mecanismos mediados por discos como por lectinas são importantes, pelo menos *in vitro*.

Os trofozoítos de *Giardia intestinalis* dividem-se por fissão binária, mas os mecanismos pelos quais o crescimento é controlado e os factores que são essenciais para o crescimento do parasita permanecem mal compreendidos. No entanto, foi demonstrado que a bílis promove o seu crescimento tanto *in vivo* como *in vitro*[149] . Isto está provavelmente relacionado com a necessidade absoluta do parasita de fosfolípidos pré-formados, sendo a absorção facilitada pela presença de sais biliares conjugados. Foi demonstrado que a absorção de sais biliares ocorre através de um processo de transporte ativo, o que sugere a presença de um transportador específico na membrana superficial. Outros factores que se sabe serem essenciais para o crescimento incluem uma fonte de hidratos de carbono, geralmente glucose, e uma baixa pressão parcial de oxigénio.

A fase final do ciclo de vida (a excentração) também pode ser completada in vitro após a exposição dos trofozoítos a concentrações elevadas de sais biliares conjugados e ácido mirístico a pH neutro. Assim, a bílis e os sais biliares podem ter um papel duplo no ciclo de vida do parasita (promovendo o crescimento e a multiplicação, por um lado, e assegurando que o parasita completa o seu ciclo de vida por encistamento, por outro). Um promotor específico de encistamento para a glucosamina-6-fosfato isomerase dirige a síntese da primeira enzima necessária para a síntese de N-acetilgalactosamina durante o encistamento[147] .

2.2.2.3 Metabolismo de *Giardia intestinalis*

Após o desenvolvimento de métodos de cultura axénica de *Giardia intestinalis*, os conhecimentos sobre a bioquímica e o metabolismo do parasita aumentaram rapidamente. Com isso, foram estabelecidos os seguintes aspectos:

(i) O parasita carece de mitocôndrias e de enzimas mitocondriais; por conseguinte, respira na presença de oxigénio, utilizando um sistema de transporte de electrões mediado por flavinas e proteínas de ferro-suporte.

(ii) A glicose é a principal fonte de energia e é convertida em piruvato pelas vias de Embden-Meyerhof e de derivação da hexose monofosfato. A glucose é parcialmente metabolizada em dióxido de carbono, etanol e acetato. Em ambientes metabólicos rigorosos, a alanina é produzida a partir de piruvato e cetoglutarato, ao passo que na presença de baixas concentrações de oxigénio, a produção de etanol aumenta e a produção de alanina é reduzida.

(iii) *A Giardia intestinalis* adquire predominantemente lípidos de membrana e outros lípidos do meio de cultura e tem pouca ou nenhuma capacidade de síntese *in vivo*.

(iv) *Giardia intestinalis* não é capaz de sintetizar purinas e pirimidinas. Este facto distingue-a da maioria dos outros eucariotas. Consequentemente, o parasita depende de vias de recuperação para ambos os ácidos nucleicos que devem ser sintetizados exogenamente. As pirimidinas são absorvidas por processos de transporte ativo (em primeiro lugar para a uridina e a citosina e, em segundo lugar, para a timidina).

(v) A proteína de ligação ao cálcio, conhecida como calmodulina, foi detectada nos trofozoítos do parasita e pensa-se que tem uma função semelhante na manutenção da homeostase do cálcio intracelular, tal como acontece noutros eucariotas. enética de *Giardia intestinalis*

2.2.2.4 Genética da *Giardia intestinalis*

O parasita tem cinco cromossomas com quatro ou até oito cópias em cada núcleo[145]. O genoma do parasita tem 12 Mb em 5 cromossomas, com 4746 genes putativos (https://gmod.mbl.edu/perl/site/giardia/). O tamanho dos cromossomas varia entre 1 e 4 x 10^6 pares de bases (pb), o que dá um total de 1,2 x 10^7 pb para os cinco cromossomas. A análise densitométrica de digestões de endonuclease de restrição do ADN de Giardia produz um tamanho de genoma semelhante. Os núcleos do parasita parecem ser haplóides, pelo que a diversidade genética é explicada com base na divergência clonal.

O conteúdo de G+C do genoma de Giardia intestinalis foi estimado em 42-48%; o das sequências de genes codificadores de proteínas em 49% a >60% e o do gene rDNA em 75%[145]. As regiões não codificantes são relativamente ricas em A+T. Os rRNAs do parasita são mais pequenos do que os de outros eucariotas e eubactérias. O gene rDNA tem apenas 5566 bpin Giardia intestinalis e é ligeiramente maior em *G. muris* e *G.ardeae*. A análise da sequência do ARN 16S-like demonstrou a posição intermédia do parasita entre procariotas e eucariotas.

Os trofozoítos de *Giardia intestinalis* contêm flagelos que estão em quatro pares (todos direcionados para o lado posterior) e são utilizados para o movimento. Também tem um citoesqueleto de suporte que tem microribões e microtúbulos. O parasita tem a forma de uma lágrima e a sua largura é de cinco a quinze micrómetros e o comprimento mede nove a vinte e um micrómetros. A superfície dorsal é convexa, enquanto a ventral é plana com um disco ventral. O parasita assume uma forma semelhante a uma face com núcleos colocados simetricamente juntamente com cariossomas que são bastante proeminentes.

O parasita é capaz de segurar, apanhar e aderir fortemente através da utilização do disco ventral (adesivo ou de sucção). As marcas de adesão do disco ventral são marcadas, mas menos do que no íleo humano (intestino delgado), de acordo com estudos em modelos murinos de giridíase. Não é provável que a lesão direta seja a causa da redução mais extensa da área de superfície das microvilosidades. A redução das actividades das dissacaridases e as anomalias mais acentuadas da arquitetura das vilosidades são notáveis na giardíase[66,155].

A divisão dos núcleos ocorre durante os estádios de maturação do quisto, em preparação para a excitação, desde que prevaleça um ambiente propício com um pH que varia entre 1,3 e 2,7; cada quisto liberta dois trofozoítos poucos minutos depois de entrar no duodeno[166].

Após a infeção, os trofozoítos fixam-se aos enterócitos através da utilização do disco adesivo ventral que se segue à infeção. Isto é facilitado pela lectina encontrada nos trofozoítos ou pela utilização de quaisquer outros mecanismos. Vesículas secretoras específicas da encistamento (ESVs) são observadas quando os trofozoítos encontram sais biliares secundários e/ou pH neutro. As proteínas que revestem as paredes dos quistos podem ser vistas após quinze horas de infeção e, nas vinte e quatro horas seguintes ao aparecimento das ESV, os quistos ficam revestidos por estas proteínas, também responsáveis pela provável ocorrência de alterações antigénicas.

2.2.2.5 Os mecanismos de lesão

Pensa-se que os mecanismos responsáveis pelo início da má absorção intestinal e da diarreia são multifactoriais, mas ainda não estão bem compreendidos[155]. No entanto, as postulações possíveis incluem a hipersecreção de fluidos através do aumento da atividade da adenilato ciclase, a ação das enterotoxinas, a lesão da borda em escova endotelial, a alteração da motilidade intestinal e as reacções imunitárias.

O aumento da permeabilidade epitelial pode ser causado pela adesão dos trofozoítos ao epitélio (o que foi cientificamente demonstrado)[66,155,160]. Outras lesões causadas pelo parasita incluem o achatamento das vilosidades, a perda induzida da área de superfície da borda em escova intestinal, a inibição das actividades das dissacaridases e o crescimento excessivo da flora bacteriana entérica. Estudos histológicos demonstraram também que ocorre uma atrofia vilositária moderada ou acentuada no jejuno e no duodeno de indivíduos infectados mas assintomáticos. A má absorção e a diarreia podem resultar da perturbação do epitélio da mucosa pelo parasita[66,155,160] .

A perda de peso sentida pelos indivíduos infectados pela giardíase pode ser substancialmente atribuída a diferentes graus de má absorção de gorduras, hidratos de carbono (especialmente dissacáridos e xilose) e vitaminas lipossolúveis (especialmente vitaminas E e A). Verificou-se também que a resposta histopatológica à giardíase varia, embora esteja imperfeitamente correlacionada com os sintomas clínicos[142,151] .

Os linfócitos T activados do hospedeiro medeiam a lesão enterocítica; a ativação fisiopatológica dos linfócitos segue-se à rutura induzida pelo parasita das junções de aperto epiteliais que, por sua vez, aumentam a permeabilidade dos intestinos, contribuindo assim para a diarreia. A apoptose dos enterócitos induzida pelo parasita leva, consequentemente, à perda da função de barreira epitelial[153,156,160] .

Os danos no epitélio intestinal também podem ser causados por substâncias citopáticas libertadas pelo parasita. As espécies do parasita Giardia também contêm proteases dependentes e independentes de tiol que podem encontrar os seus substratos na membrana microvilositária. Um estudo realizado em 2018 sugeriu que três cisteíno-proteases principais (nomeadamente CP16779, CP 16160 e CP 14019) que são segregadas pelo parasita degradam quimiocinas e complexos juncionais de células epiteliais intestinais diruptas[158] . Além disso, a via da lectina de ligação à manose (MBL) de superfície da Giardia intestinalis pode também contribuir para os danos epiteliais. O aumento da proliferação das células da cripta e do comprimento da cripta parece ser consistentemente o resultado dos danos causados às células epiteliais das vilosidades, independentemente do mecanismo envolvido que o parasita utiliza[161] . Na giardíase crónica, o aumento da tendência para a apoptose dos enterócitos é atribuível à disfunção da barreira epitelial. As análises de microarray dos efeitos do parasita da giardíase nas células humanas $CaCO_2$ mostraram consistentemente que as interações parasita-hospedeiro causaram subsequentemente um aumento proeminente da regulação positiva dos genes implicados na cascata de apoptose e na formação de espécies reactivas de oxigénio.

A apoptose celular resultante da ativação das vias apoptóticas intrínsecas e extrínsecas, da regulação positiva da proteína pró-apoptótica Bax e da regulação negativa da proteína antiapoptótica Bcl-2 é induzida pelos trofozoítos do parasita, tal como demonstrado por Panaro et al[163] . Os resultados do estudo sugerem, assim, que a apoptose dependente da caspase pode ser responsável pela apoptose.

A formação de óxido nítrico (um composto conhecido por inibir o crescimento do parasita Giardia através do consumo de arginina local que efetivamente remove o substrato necessário aos enterócitos para a produção de óxido nítrico) pode ser impedida pelo parasita. Pensa-se que este mecanismo contribui para a apoptose dos enterócitos induzida pelo parasita, uma vez que a falta de arginina nestas células é responsável por causar a apoptose[155,152] .

Dos oito genótipos ou grupos geneticamente distintos e heterogéneos (designados como A, B, C, D, E, F, G, H) do parasita da giardíase, os que se sabe que infectam os seres humanos são os grupos A e B. Os genótipos variam dentro dos grupos A e B, o que explica possivelmente por que razão o papel dos animais na epidemiologia da infeção humana permanece obscuro[159,164] . No entanto, algumas estirpes parecem ser mais adequadas do ponto de vista biológico do que outras; por conseguinte, este é um fator importante na patogénese da giardíase[157,162] . A capacidade dos isolados genotipicamente diversos do parasita para produzir alterações patológicas no epitélio do intestino delgado (alterações em termos da sua capacidade de transportar electrólitos, fluidos e solutos) pode variar muito, de acordo com um estudo[154] .

2.3 Transmissão e fisiopatologia de amebas de vida livre potencialmente patogénicas

As espécies de Acanthamoeba encontram-se em todo o mundo e são conhecidas por causar queratite amebiana crónica (CAK) e encefalite amebiana granulomatosa (GAE) em seres humanos.

Inalação de contaminantes: As amebas de vida livre (FLA) são capazes de sobreviver no solo, na água, no ar e em ambientes poeirentos; por isso, a sua transmissão tende a ocorrer através de contaminantes desses ambientes, que podem ser inalados, transmitindo assim os protozoários FLA[178,180] . No que diz respeito aos ameboflagelados, *a Naegleria fowleri* é transmitida através da inalação de água contaminada quando esta passa pelo epitélio olfativo do nariz. Isto tende a ocorrer durante a natação ou em situações de inundação, em que o organismo penetra no epitélio e passa ao longo dos ramos do nervo olfativo na placa cribriforme, entrando depois nas meninges, multiplicando-se no líquido cefalorraquidiano (LCR) dos espaços perivasculares de Virchow-Robin. Os estádios trofozoítos do parasita penetram na dura-máter e entram na substância do cérebro, onde ingerem o tecido cerebral. Os sintomas da doença estão em conformidade com os achados caraterísticos do LCR que apoiam a meningite bacteriana supurativa que não responde a medicamentos antibacterianos. O doente pode, portanto, entrar em coma e acabar por morrer, a menos que seja instituída atempadamente a terapia de intervenção correta contra a *Naegleria fowleri*. Um ambiente que contenha massas de água é, por conseguinte, um fator de risco importante para a transmissão da FLA, independentemente do estado imunitário do indivíduo (ou seja, existe o mesmo risco de transmissão da FLA quer se seja ou não imunodeficiente)[178] . Infelizmente, os dados documentados nos EUA durante dez anos consecutivos a partir de 1989 mostraram que todos os vinte e dois casos causados pela *Naegleria fowleri* se revelaram fatais[31] , incluindo a única morte associada a água de recreio que foi registada entre 2003 e 2004[30] .

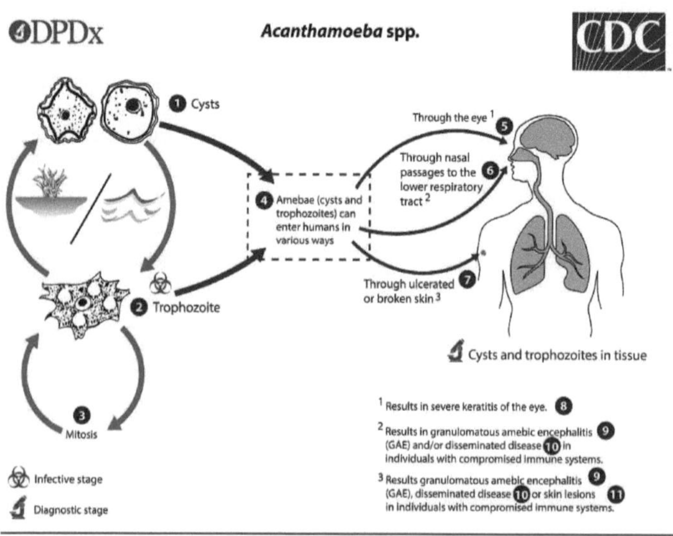

As Acanthamoeba spp. são omnipresentes no ambiente e têm sido encontradas numa variedade de locais, incluindo solo; água doce, salobra e do mar; vegetais cultivados no campo; esgotos; piscinas; material para lentes de contacto; piscinas medicinais; unidades de tratamento dentário; máquinas de diálise; sistemas de aquecimento, ventilação e ar condicionado; e água da torneira; culturas de células de mamíferos; e vegetais. *A Acanthamoeba* tem duas fases; quistos **1** e trofozoítos **2** no seu ciclo de vida e não tem uma fase flagelada. Os trofozoítos replicam-se por mitose (a membrana nuclear não permanece intacta) **3** . Os trofozoítos são as formas infecciosas, embora tanto os quistos como os trofozoítos possam entrar no corpo **4** através de vários meios. A entrada pode ocorrer através do olho **5** , das passagens nasais para o trato respiratório inferior **6** , ou da pele ulcerada ou ferida **7** . Quando *a Acanthamoeba* spp. entra no olho, pode causar queratite grave em indivíduos saudáveis, especialmente em utilizadores de lentes de contacto **8** . Quando entra no sistema respiratório ou através da pele, pode invadir o sistema nervoso central por disseminação hematogénica causando encefalite amebiana granulomatosa (GAE) **9** ou doença disseminada **10** , ou lesões cutâneas **11** em indivíduos com sistemas imunitários comprometidos. Tanto os cistos como os trofozoítos de Acanthamoeba spp. são encontrados nos tecidos.

Cortesia da fonte de conteúdo: Saúde Global, Divisão de Doenças Parasitárias e Malária. www.cdc.gov/parasites/.

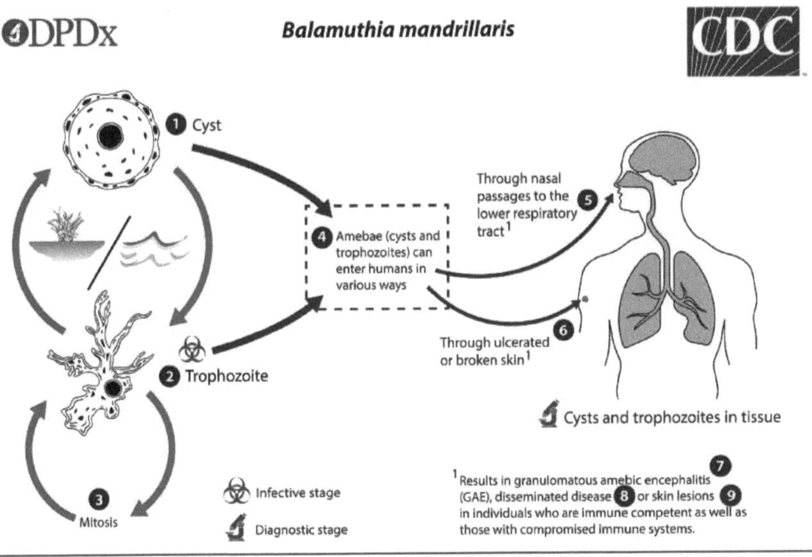

A Balamuthia mandrillaris foi isolada do solo e do pó, bem como de amostras de autópsias de seres humanos e animais infectados. A B. mandrillaris tem duas fases, quistos **1** e trofozoítos **2** no seu ciclo de vida e não tem uma fase flagelada. Os trofozoítos replicam-se por mitose (a membrana nuclear não permanece intacta) **3** . Os trofozoítos são as formas infecciosas, embora tanto os quistos como os trofozoítos entrem no corpo **4** através de vários meios. A entrada pode ocorrer através das passagens nasais para o trato respiratório inferior **5** , ou através de pele ulcerada ou ferida **6** . Quando a B.

mandrillaris entra no sistema respiratório ou através da pele, pode invadir o sistema nervoso central por disseminação hematogénica, causando encefalite amebiana granulomatosa (GAE) [7] ou doença disseminada [8], ou lesões cutâneas [9]. Os quistos e trofozoítos de B. mandrillaris encontram-se nos tecidos; alguns casos foram associados ao transplante de órgãos sólidos de um dador infetado.

Cortesia da fonte de conteúdo: Saúde Global, Divisão de Doenças Parasitárias e Malária. www.cdc.gov/parasites/.

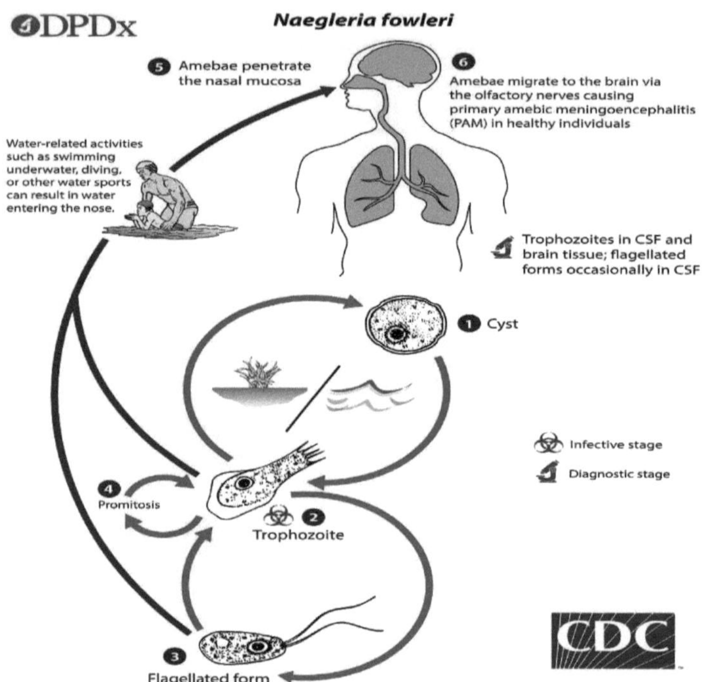

A Naegleria fowleri tem três fases no seu ciclo de vida: quistos [1], trofozoítos [2], e formas flageladas [3]. Os trofozoítos replicam-se por promitose (a membrana nuclear permanece intacta) [4]. A N. fowleri encontra-se na água doce, no solo, em descargas térmicas de centrais eléctricas, em poços geotérmicos e em águas recreativas e da torneira mal cloradas. Os trofozoítos podem transformar-se em formas flageladas temporárias que não se alimentam e que, normalmente, voltam à fase de trofozoíto. Os trofozoítos infectam os seres humanos ou os animais penetrando na mucosa nasal, normalmente durante a natação ou a irrigação dos seios nasais [5], e migrando para o cérebro [6] através dos nervos olfactivos, causando meningoencefalite amebiana primária (MAP). Os trofozoítos da Naegleria fowleri encontram-se no líquido cefalorraquidiano (LCR) e nos tecidos, enquanto as formas flageladas são ocasionalmente encontradas no LCR. Os quistos não são observados no tecido cerebral.

2.4 Manifestações clínicas dos protozoários enteropatogénicos humanos e das amebas de vida livre potencialmente patogénicas

2.4.1 Manifestações Clínicas e Complicações da Amebíase

2.4.1.1 Manifestações clínicas da amebíase

Imagem típica de amebíase durante a recolha **da história**

A anamnese revela tipicamente caraterísticas que vão desde a doença assintomática até à colite amebiana fulminante, peritonite e pode também envolver sintomas e sinais sugestivos de envolvimento extra-intestinal, dependendo da gravidade e da duração da infeção. Os doentes nos extremos de idade (crianças pequenas e idosos) e os que tomam corticosteróides tendem a manifestar uma forma mais grave da doença do que outros grupos etários[131] .

A amebíase pode, portanto, manifestar-se com sintomas (amebíase sintomática) ou pode não ter quaisquer sintomas (assintomática), especialmente durante o período de incubação que ocorre nas fases iniciais da doença. A maioria (cerca de noventa por cento) dos pacientes com *E. histolytica* permanece assintomática. As infecções assintomáticas são comuns após a ingestão do parasita. Se ocorrer, a infeção por *E. dispar* é auto-limitada, mas pode ser recorrente.

O período de incubação demora normalmente duas a quatro semanas, embora alguns doentes possam tornar-se sintomáticos após apenas dois dias, mas alguns podem demorar até anos.

 Para os sintomáticos, os sintomas típicos da amebíase incluem: **calor no corpo** (que normalmente afecta apenas dez a trinta por cento dos pacientes), **cãibras abdominais, dor ou distensão no baixo ventre** (entre os que sofrem de colite amebiana; constituindo doze a oitenta e cinco por cento dos casos), **perda de peso** (ocorre em cerca de cinquenta por cento dos casos)[125] . Outras queixas podem incluir **náuseas, vómitos** e **diarreia** (que pode ser aquosa ou com manchas de sangue)[125] . A doença pode simular **uma apendicite aguda** e **uma doença**

maligna do reto[123,127,129] . No entanto, nos países onde a prevalência da amebíase é elevada, pode ocorrer de facto uma apendicite amebiana aguda[127,132] . As formas graves da doença e as suas complicações podem apresentar-se de forma diferente, consoante o órgão afetado.

O quadro clínico típico da amebíase Exame físico

Uma diarreia grave pode levar à **desidratação**. Os doentes com colite amebiana aguda podem manifestar-se com **sensibilidade abdominal** no quadrante inferior, enquanto **o aumento da temperatura** (febre) pode ser notável num número relativamente menor (dez a trinta por cento dos doentes). Durante a palpação do abdómen, podem ser encontradas **hepatomegalia** e **sensibilidade na região intercostal direita** (e mais frequentemente no lado posterior em cerca de noventa por cento dos casos). O envolvimento do cólon (**colite amebiana**) é notável na maioria dos casos de amebíase[124,128,130] . **A peritonite amebiana** pode ser provocada se estiver presente. O exame do sistema respiratório pode revelar **sons respiratórios diminuídos** e **estertores** (devido a envolvimento pleuro-pulmonar com sintomas de pneumonia ou abcesso pulmonar). Pode também ser detectada **anemia** (Hb baixo). O envolvimento hepático pode mostrar **iterícia**, embora esta seja rara (apenas encontrada em cerca de dez por cento dos casos). Podem também ser observadas caraterísticas sugestivas de **abcesso hepático amebiano** e **ameboma**. O exame cardiovascular pode revelar caraterísticas de **insuficiência cardíaca congestiva** (após pericardite amebiana). A este respeito, pode ser provocada uma fricção pericárdica. A amebíase cerebral pode ser acompanhada de caraterísticas cerebrais (geralmente alterações da consciência e sinais neurológicos focais). O envolvimento genito-urinário pode apresentar-se com úlceras genitais, entre outras caraterísticas.

A amebíase extra-intestinal e as suas várias complicações têm uma grande variedade de caraterísticas clínicas, dependendo dos sistemas de órgãos envolvidos. Estes são descritos a seguir.

Amebíase intestinal

As manifestações clínicas da amebíase intestinal vão desde o estado assintomático (nos portadores) até à aguda e/ou perfuração associada a uma colite fulminante. Embora a maior parte das infecções assintomáticas por amebíase desapareça espontaneamente, um estudo epidemiológico realizado na África do Sul mostrou que noventa por cento dos portadores assintomáticos de amebíase tiveram a sua infeção eliminada no prazo de um ano, mas os restantes dez por cento desenvolveram colite amebiana[105] .A recorrência do abcesso amebiano ou da colite amebiana é pouco frequente durante a infeção amebiana, tal como constatado num estudo de De Leon que acompanhou mais de mil pacientes com abcesso hepático devido a amebíase durante cinco anos, mas encontrou uma taxa de recorrência de pouco menos de 0,3%[119].

A amebíase intestinal tem um início insidioso, sem sintomas constitucionais, mas os casos fulminantes estão associados a uma diarreia franca, movimentos soltos e desconforto abdominal. Os sintomas reto-sigmóides e o tenesmo surgem em cerca de metade dos doentes afectados. O exame físico tende a revelar uma sensibilidade localizada em qualquer parte do abdómen inferior, mas mais frequentemente no cólon transverso ou sigmoide ou no ceco. Também pode ser detectada hepatomegalia dolorosa. As ulcerações podem ser detectadas nas regiões afectadas após a colonoscopia e/ou sigmoidoscopia. Nas fases iniciais, as úlceras situam-se superficialmente com áreas de necrose cobertas por material exsudativo amarelado e outras com bordos hiperémicos, mas entre os locais de invasão existe uma mucosa normal.

Colite amebiana

É frequente o envolvimento do cólon (colite amebiana), embora esta seja uma complicação rara da doença. O início desta forma de doença diarreica é gradual e os sintomas manifestam-se ao longo de uma a duas semanas (ao contrário da disenteria bacteriana mais aguda). A diarreia é geralmente sanguinolenta ou aquosa e pode ser acompanhada por perda de apetite e perda de peso, especialmente nas crianças[125]. Pode também estar associada a cólicas abdominais, que podem, em casos extremos, simular um abdómen agudo (especificamente apendicite aguda) ou uma doença maligna do reto[123,127,129]. Uma forma mais grave de colite amebiana (colite amebiana fulminante) manifesta-se com dores abdominais graves e rápidas, diarreia com sangue, febre e caraterísticas de peritonite. Os factores de risco da forma fulminante da colite amebiana (cuja mortalidade pode ultrapassar os quarenta por cento) incluem: crianças muito pequenas (com dois anos ou menos), gravidez, desnutrição e terapia com corticosteróides[131]. O diagnóstico da colite amebiana pode tornar-se difícil, especialmente se a diarreia estiver ausente[49].

A forma crónica da colite amebiana (que pode assemelhar-se à DII - doença inflamatória intestinal) pode estar associada a uma dor ou desconforto abdominal ligeiro e a diarreia com sangue. No entanto, antes de um doente ser submetido a um tratamento com corticosteróides devido a uma provável DII, a colite amebiana deve ser excluída em primeiro lugar, para evitar o agravamento da colite amebiana devido à terapia com corticosteróides.

Abscesso hepático amebiano

Embora o abcesso hepático amebiano seja a manifestação clínica mais comum da forma invasiva da doença, o parasita também pode afetar muitos outros órgãos, incluindo o coração, os pulmões, o cérebro, a pele, os rins e até os intestinos e o peritoneu. A maioria dos doentes com abcesso hepático amebiano (85% ou mais) apresenta febre e dor abdominal. A dor está normalmente associada a uma sensibilidade localizada no quadrante superior direito, mas pode irradiar para o tórax (dor pleurítica à direita) ou mesmo apresentar-se como dor referida que irradia para o ombro direito. Estes sintomas ocorrem devido ao envolvimento da porção hepática sobrejacente ao diafragma[128,130] . Estes sintomas tendem a ocorrer num prazo de dez dias ou menos e devem ser motivo de investigação de uma possível rutura do abcesso hepático para o peritoneu. A forma mais comum de amebíase extra-intestinal é o abcesso hepático amebiano[126] e sabe-se que ocorre mais frequentemente (cerca de dez vezes mais) nos homens do que nas mulheres. Normalmente, manifesta-se após duas a quatro semanas de infeção. No entanto, alguns doentes só se manifestam com abcesso hepático amebiano após mais de cinco meses (ou mesmo vários anos) depois de terem sido infectados.

Outros sintomas gastrointestinais do abcesso hepático amebiano (que podem ocorrer em dez a trinta e cinco por cento dos doentes) incluem: vómitos, náuseas, diarreia que pode alternar com obstipação também associada a distensão abdominal. Durante a anamnese, pode ser detectado abuso de álcool. No entanto, embora até setenta por cento dos doentes com abcesso hepático amebiano tenham antecedentes de disenteria no último ano, mas sem caraterísticas sugestivas de colite, cerca de metade (cerca de quarenta por cento) dos doentes com abcesso hepático amebiano podem não ter antecedentes ou sintomas intestinais anteriores. Os sintomas colónicos (com lesões evidentes do lado direito do cólon) tendem a ser comuns em todos os doentes com abcesso hepático amebiano, de acordo com um estudo anterior[124] . Relativamente poucos doentes apresentam anemia, perda de peso, anorexia, tosse e um vago desconforto abdominal, mas a iterícia é rara.

Peritonite amebiana

Esta fase da doença tende a ocorrer geralmente após a rutura do abcesso hepático amebiano (especialmente comum no caso do abcesso hepático do lobo esquerdo). Estudos revelaram que um número bastante reduzido (entre dois e sete por cento) de doentes com abcesso hepático pode romper-se e causar peritonite amebiana. Os doentes afectados apresentam uma distensão abdominal rígida e febre.

Apendicite amebiana

Casos de apendicite aguda foram ocasionalmente relatados em países conhecidos por altos níveis de prevalência de amebíase[127,132] .

Amebíase cerebral

O envolvimento cerebral da amebíase ocorre após disseminação hematogénica e foi documentado em autópsias em alguns estudos. A percentagem é inferior a um por cento (0,6% dos doentes com abcesso hepático amebiano). Os sintomas dependem do tamanho e do local da lesão; no entanto, cerca de metade dos doentes morrem devido ao envolvimento do cerebelo ou à rutura da lesão no espaço de doze a setenta e duas horas e a morte pode ocorrer imediatamente a seguir. Os doentes manifestam-se normalmente com vómitos, dores de cabeça, náuseas e alterações mentais, todos de início súbito. As investigações úteis incluem a tomografia computorizada (TC) do fígado que pode mostrar lesões irregulares sem uma cápsula circundante ou realce. Os trofozoítos também podem ser encontrados durante a biopsia de tecidos. O tratamento atempado pode melhorar o prognóstico desta complicação invulgar da amebíase.

Amebíase genito-urinária:

O envolvimento dos rins e dos tecidos circundantes é uma complicação rara do abcesso hepático amebiano e pensa-se que ocorre após a rutura do abcesso hepático e subsequente disseminação hematogénea e linfática. As úlceras genitais ou as lesões das trompas de Falópio podem resultar em dor localizada associada nas áreas afectadas. O envolvimento genital pode ocorrer devido a fístulas da reto-colite ou do abcesso hepático. Os doentes com amebíase genito-urinária respondem bem ao tratamento médico e/ou à aspiração cirúrgica.

Amebíase pericárdica (Pericardite amebiana)

Embora relativamente rara, a complicação mais grave do abcesso hepático amebiano, quando ocorre, é o envolvimento do pericárdio (pericardite amebiana). Ocorre geralmente como consequência da amebíase hepática, ou seja, após a rutura de um abcesso do lobo esquerdo do fígado. Felizmente, ocorre numa pequena proporção (<1- 3%) dos pacientes com amebíase hepática, especialmente naqueles com envolvimento do lobo esquerdo. No entanto, temponade cardíaca e choque podem seguir o envolvimento pericaridial. As manifestações clínicas da insuficiência cardíaca congestiva tendem a manifestar-se após este quadro patológico. A mortalidade da amebíase pericárdica diminuiu acentuadamente de mais de noventa para menos de quarenta por cento devido a melhores abordagens de gestão.

Amebíase Pleuro-Pulmonar

Isto tende a seguir-se a um abcesso hepático que se rompeu através do lado direito do hemi-diafragma. Cerca de dez por cento dos pacientes com abcesso hepático amebiano tendem a desenvolver amebíase pleuro-pulmonar. Esta forma de doença foi documentada em muito poucos (<1%) dos doentes com disenteria amebiana, mas uma proporção mais elevada ocorre em autópsias após a morte por disenteria amebiana (3%) e abcesso hepático (15%), respetivamente. Embora a disseminação hematogénica da amebíase seja rara, um estudo relatou um doente com abcesso pulmonar amebiano após disseminação hematogénica[133] . O abcesso hepático é normalmente a primeira manifestação clínica e é seguido por uma dor torácica grave na parte inferior do tórax que irradia frequentemente para o ombro direito. Outros sintomas incluem: tosse seca, dificuldade em respirar e dor pleurítica (no peito). No entanto, embora rara, pode ocorrer uma fístula hepato-brônquica que se manifesta clinicamente com uma grande quantidade de substância castanha escura (pasta de anchova) que pode ser expectorada. A confirmação pode ser efectuada através do exame da expetoração, que conterá trofozoítos de *E. histolytica*. A superinfeção bacteriana (especialmente sob a forma de pneumonia amebiana primária) ocorre frequentemente após a disseminação hematogénica da doença[135] . A amebíase pleuro-pulmonar ocorre tipicamente em doentes com idades compreendidas entre os vinte e os quarenta anos; os homens são relativamente mais afectados do que as mulheres (proporção aproximada de 10: 1).

Amebíase cutânea

A amebíase cutânea segue-se à perfuração de um intestino ou de um abcesso na pele. Pode também seguir-se a feridas cirúrgicas secundariamente infectadas por uma lesão amebiana genito-perineal ou interna. Os estudos histológicos tendem a mostrar extensas áreas de necrose e hiperplasia.

Amoeboma

A amebíase pode manifestar-se de muitas outras formas, incluindo a formação de um ameboma, que se refere a um grande inchaço anular local dentro do tecido de granulação do cólon formado em resposta à infeção). Pode ser confundido com (ou seja, diagnóstico diferencial de) malignidade, tuberculose, linfoma, doença de Crohn ou actinomicose ou outras massas rectais semelhantes a malignidade, ocasionalmente encontradas durante a colonoscopia[134] . O ameboma manifesta-se como uma massa situada no quadrante inferior direito. O diagnóstico de ameboma é estabelecido através de uma biopsia.

2.4.1.2 Complicações da amebíase

Envolvimento gastrointestinal: **(Hemorragia gastrointestinal, Peritonite, Perfuração intestinal, Intussusceção, Formação de estenose).**

Úlceras hemorrágicas: Uma hemorragia rápida pode seguir-se a uma lesão dos vasos sanguíneos. **Peritonite**: É potencialmente fatal se associada a perfuração. Foi demonstrado que **a polipose inflamatória extensa** ocorre como uma complicação da colite amebiana. Também pode ocorrer **uma colite ulcerosa fulminante** associada a necrose e ulceração confluente do cólon. **O ameboma** ou **granuloma amebiano** pode seguir-se a uma infeção repetida do cólon. Os amebomas podem ocorrer em qualquer parte do cólon, mas são mais frequentemente encontrados no ceco e na junção reto-sigmoide (40% e 20%, respetivamente, de acordo com um estudo). As lesões tendem a envolver segmentos curtos do cólon e são geralmente únicas. As complicações associadas ao abcesso hepático amebiano incluem: **Rutura intra-peritoneal, intra-torácica ou intra-pericárdica** (com ou sem **infeção bacteriana secundária). Abscesso hepático amebiano**: Esta é a forma invasiva mais comum de amebíase extra-intestinal. Pode ocorrer em todos os grupos etários, embora se tenha verificado que é dez vezes mais frequente nos adultos do que nas crianças e é especialmente comum nos sectores urbanos e/ou mais pobres da população. É também mais frequente nos homens do que nas mulheres. Cerca de vinte por cento das pessoas afectadas apresentam antecedentes de disenteria e cerca de dez por cento apresentam diarreia ou disenteria no momento do diagnóstico de abcesso hepático amebiano. Outros sintomas associados ao abcesso hepático amebiano incluem: dor abdominal, perda de peso, tosse e dificuldades respiratórias. O exame físico pode revelar iterícia, sensibilidade localizada (incluindo sensibilidade intercostal e epigástrica), hepatomegalia, febre, roncos e/ou estertores. Os resultados laboratoriais incluem: Aumento da bilirrubina, contagem elevada de leucócitos (>10 x 10^9 /L), aumento das transmaminases, aumento da fosfatase alcalina e aumento da ESR[111] . Outras complicações incluem o envolvimento dos pulmões (**amebíase pleuro-pulmonar** com extensão direta da pleura, podendo causar **empiema**), do coração (**amebíase pericárdica** com extensão direta do pericárdio), da pele (**amebíase cutânea**) e do sistema uro-genital (**amebíase genito-urinária**). **Amebíase cerebral** (devido à formação e disseminação de abcesso cerebral). Outras complicações da amebíase são: **Fístula retro-vaginal, Colite necrosante (ou Colite Fulminante), Megacólon tóxico.**

2.4.2 Manifestações clínicas e complicações da giardíase

2.4.2.1 Manifestações clínicas da giardíase

O quadro clínico geral da giardíase é influenciado por numerosos factores; os principais são a resposta imunitária do hospedeiro, a virulência do parasita e a carga parasitária.

Durante a recolha da história clínica, a queixa principal de **diarreia** é a principal manifestação clínica da giardíase, sendo especialmente comum nas crianças. As investigações mostraram que, sobretudo nos países em desenvolvimento, a doença tende a ser agravada pela desnutrição, pela imunossupressão (independentemente da causa subjacente) e pela fibrose cística, entre outras doenças. Consequentemente, também é responsável por muita morbilidade; assim, **a diarreia crónica** contribui para o **atraso no crescimento** das crianças[61,66,76,140,143] . Outras queixas incluem: urticária, febre baixa pouco frequente, sintomas neurológicos como **neurastenia, depressão mental, distúrbios do sono** e **irritabilidade, anorexia, náuseas, vómitos, flatulência, cólicas abdominais, distensão abdominal, perda de peso, fraqueza geral, mal-estar** e **passagem de movimentos gordurosos malcheirosos**[61,66,76] .

A história social/económica/ocupacional tende a revelar que os doentes têm uma exposição ou interação recente ou contínua com problemas de saneamento precário, história de viagens recentes de/para uma área endémica ou de actividades profissionais de risco (incluindo actividades homossexuais masculinas, comportamentos que podem estar associados à exposição a infecções imunossupressoras ou outras doenças imunossupressoras, por exemplo, diabetes mellitus, terapia com corticosteróides, gravidez, etc.). No entanto, estes indivíduos podem permanecer assintomáticos apesar de serem portadores de quistos[76,137] . **A falta de saneamento** é responsável pela maioria das infecções nos países em desenvolvimento. A infecciosidade cruzada entre animais (gatos domésticos, cães, primatas selvagens, castores e várias espécies de aves, anfíbios, entre outros) e seres humanos é também um fator importante.

A giardíase tende a ser comum em situações de **sobrepopulação** (por exemplo, crianças e mesmo adultos confinados em várias instituições com problemas de saneamento em creches, internatos, centros de reabilitação, prisões e afins). Isto porque mesmo uma pequena dose de cistos ingeridos (apenas 10 cistos são suficientes para causar morbidade)[76,137-142,148] . Os ambientes associados à contaminação dos alimentos e/ou da água causarão a infeção das pessoas afectadas[144,146] .

Diz-se que a maioria das infecções por giardíase é assintomática; assim, esses indivíduos assintomáticos permanecem relativamente saudáveis, mas excretam quistos que infectam outros (ou seja, são **portadores assintomáticos**)[76,137] . Para as pessoas que se tornam sintomáticas com giardíase, os factores predisponentes são: **hipocloridria** (nível de ácido clorídrico no estômago inferior ao normal), **deficiência imunitária** independentemente da causa, **má nutrição** e pessoas do **grupo sanguíneo A**[148] .

O período de incubação varia de uma a duas semanas (média de nove dias), mas o doente pode permanecer sintomático durante três a dez semanas. A giardíase é responsável por uma percentagem relativamente pequena de viajantes de e para países em desenvolvimento do mundo. As pessoas afectadas manifestam diarreia, principalmente devido a água contaminada. Os sintomas podem ser retardados ou persistir durante muito tempo, devido ao período de incubação relativamente longo[166] .

2.4.3 Manifestações clínicas de amebas de vida livre potencialmente patogénicas (FLA)

Sabe-se que os Acanthamoebidae e os Amoeboflagelados causam encefalite amebiana granulomatosa (GAE), quase sempre fatal, com invasão de muitos outros tecidos, causando inflamação sob a forma de: queratite amebiana crónica (CAK) e meningoencefalite amebiana primária (PAM) com danos neurológicos de vários graus. A pneumonite também pode ser causada por estirpes patogénicas de *Acanthamoeba*[178] . A queratite (geralmente unilateral) associada à Acanthamoeba tem distribuição mundial, especialmente entre as pessoas que usam lentes de contacto. No entanto, foram relatados casos não associados a lentes de contacto. A GAE tende a ter um curso crónico que piora progressivamente ao longo de um período de semanas a vários meses após o início. Infelizmente, a GAE é quase sempre fatal. Os sintomas oculares da queratite variam, mas são caracterizados por um infiltrado estromal circular observado na íris. Também foi relatado o envolvimento cutâneo, que se apresenta como lesões disseminadas ou como lesões únicas crónicas ulceradas ou endurecidas com crostas ou associadas a uma escara. As infecções cutâneas devidas à Acanthamoeba constituem abcessos, ulcerações com nódulos avermelhados e, por conseguinte, podem ser confundidas com infecções micobacterianas, fúngicas, leishmaniose cutânea ou amebíase. As lesões cutâneas podem estar associadas ou não a uma doença concomitante do sistema nervoso central. A infeção por *Balamuthia mandrillaris* tem um curso semelhante ao da GAE que ocorre devido à GAE. A doença causada pela *B. mandrillaris* pode ser inicialmente ligeira, mas depois agrava-se ao longo de várias semanas ou meses, com uma taxa de mortalidade próxima dos noventa por cento. As manifestações neurológicas (que tendem a ocorrer após semanas ou meses) são precedidas por lesões cutâneas semelhantes a placas que afectam mais frequentemente a face, o nariz ou as bochechas, os membros ou o tronco. A PAM (caracterizada por disfunção grave do SNC com degeneração rápida devido a meningoencefalite hemorrágica-necrotizante) está principalmente associada à infeção por *Naegleria fowleri*. No entanto, o início da PAM é agudo (ocorrendo no espaço de uma semana ou menos, ao contrário da GAE que assume um curso mais crónico). Tende a ocorrer após a exposição nasal a água contaminada, especialmente durante a natação. Os sintomas assemelham-se aos da meningite bacteriana e estão também associados a complicações e sintomas neurológicos que se deterioram e acabam por ser fatais. A maioria dos estudos demonstrou que cerca de noventa por cento dos isolados *de Acanthamoeba* causadores de doença são causados pelo genótipo T4 do organismo, mas outros genótipos (nomeadamente T1 a T18) podem também causar infecções amebianas em seres humanos, bem como noutros animais[178,183] .

As associadas a infecções cerebrais em humanos incluem: *Naegleria, Acanthamoeba, Balamuthia mandrillaris* e *Sappinia diploidea* species[81,83,85,171,180] .Os FLA conhecidos por causar ceratite amebiana em humanos são: *Acanthamoeba, Hartmannella* e *Vahlkampfia*[82,84] . A encefalite foi documentada como sendo especificamente causada por *B. mandrillaris, N. fowleri* e *S. diploidea*. A encefalite devida a *N. fowleri* foi registada em estudos realizados na África do Sul[184] , na Nigéria[172,175,185] , na Tunísia[181,182] e no Senegal (devido a *Acanthamoeba*)[174] . Suspeita-se que todos estes casos tenham tido origem em poeiras e/ou água. Foram realizados alguns estudos clinicamente relacionados em África, que relataram encefalite cujo portal de entrada era através das passagens nasais[174, 181,186,189] .

Capítulo Três: Diagnóstico de Protozoários Enteropatogénicos Humanos e de Amebas de Vida Livre Potencialmente Patogénicas

3.1 Diagnóstico diferencial e diagnóstico de *Entamoeba histolytica*

3.1.1 Diagnóstico diferencial da amebíase

Disenteria bacilar e colite bacteriana: A disenteria amebiana aguda deve ser diferenciada da colite bacteriana causada por *Shigella spp., Salmonella spp., Compylobacter jejuni, Escherichia coli, Yearsinia enterocolitis,* espécies entero-hemorrágicas e enteroinvasivas e, por conseguinte, deve ser diferenciada de

Malignidade: Os amebomas podem ocasionalmente ser palpáveis e, por isso, podem ser confundidos com malignidade. No entanto, os estudos histológicos revelam que o ameboma contém eosinófilos, células gigantes, plasmócitos, linfócitos e tecido de granulação e também não é fibrótico. O inchaço ocorre devido a edema, embora haja muito pouca inflamação

3.1.2 Diagnóstico da amebíase

A recomendação da Organização Mundial de Saúde (OMS), no que diz respeito ao diagnóstico da amebíase intestinal, é que se utilize um teste específico para a *Entamoeba histolytica*; assim, outros testes não específicos são considerados obsoletos e/ou irrelevantes. Por conseguinte, os testes específicos incluem: exame de fezes, cultura do parasita (tecnicamente difícil), signmoidoscopia e colonoscopia. Nos países em desenvolvimento, ainda se recorre a métodos laboratoriais insensíveis e trabalhosos, que incluem a microscopia e a coloração das fezes. No entanto, os métodos mais recentes e mais sensíveis que foram desenvolvidos nos últimos anos incluem testes de diagnóstico rápido e vários testes ELISA de deteção de antigénios, embora estes tenham valores de especificidade e sensibilidade variáveis entre estudos, enquanto alguns não distinguem entre várias espécies de Entamoeba. Por outro lado, as técnicas de deteção molecular que podem ser desenvolvidas para aplicação adequada nos campos de investigação são consideradas altamente sensíveis. Infelizmente, os testes moleculares são considerados relativamente demasiado caros para serem utilizados por rotina nas instalações de tratamento médico nas áreas endémicas de maoebíase nos países em desenvolvimento. Entre os desafios que se colocam ao diagnóstico laboratorial da amebíase extra-intestinal contam-se a falta de testes disponíveis no local de prestação de cuidados e a falta de deteção defensiva da infeção atual por amebíase. Continua a haver necessidade de testes altamente específicos e sensíveis que sejam económicos e cujos resultados sejam obtidos rapidamente para utilização nos países em desenvolvimento com elevada prevalência da doença[196] .

Microscopia: No que diz respeito ao diagnóstico da amebíase intestinal nos países em vias de desenvolvimento, a microscopia é muito utilizada. Isto inclui técnicas de coloração que permitem a visualização de trofozoítos (e os patognomónicos glóbulos vermelhos ingeridos contidos neles, para formar glóbulos vermelhos intracitoplasmáticos) em esfregaços de fezes frescas[44,49,191] . Embora uma única amostra de fezes tenha uma sensibilidade de apenas entre trinta e três e cinquenta por cento, aumentar o exame de fezes para três amostras que não excedam dez dias pode melhorar a sensibilidade para mais de oitenta e cinco e até noventa e cinco por cento. Também é de salientar que não se pode confiar na microscopia para distinguir as formas patogénicas (*Entamoeba histolytica*) das não patogénicas (*Entamoeba moshkovskii, Entamoba bangladeshi* e *Entamoeba dispar)* dos parasitas da amebíase.

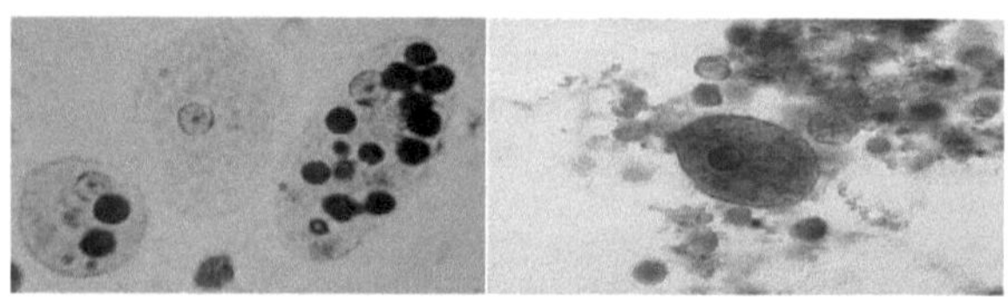

Figura 3.1: (*Esquerda:* coloração tricrómica de trofozoítos de *Entamoeba histolytica* na amebíase. São observadas duas caraterísticas de diagnóstico. Dois trofozoítos ingeriram eritrócitos, e todos os 3 têm núcleos com cariossomas pequenos e localizados centralmente. (*Direita: Entamoeba histolytica* em aspirado de fígado, coloração tricrómica. Imagem cortesia dos Centros de Controlo e Prevenção de Doenças).

Exame de fezes, cultura, sigmoidoscopia e colonoscopia: O diagnóstico da amebíase baseia-se principalmente no exame de fezes, na sigmoidoscopia e na colonoscopia. O exame de fezes para deteção de trofozoítos (em fezes frescas) é mais útil para a amebíase aguda. No entanto, os portadores da doença podem apresentar quistos. É de salientar que, em caso de abcesso hepático devido a amebíase, o exame de fezes é geralmente negativo (apenas quarenta por cento podem ser positivos e o aspirado de um abcesso hepático tem apenas vinte por cento de sensibilidade); por isso, não se deve confiar no exame de fezes e no aspirado hepático para o diagnóstico. As técnicas da sigmoidoscopia e da colonoscopia também são úteis para o diagnóstico da amebíase. Após a colonoscopia e/ou a sigmoidoscopia, podem ser detectadas ulcerações nas regiões afectadas[190] . Para se obter uma cultura bem sucedida de *Entamoeba histolytica*, são necessárias amostras obtidas por biopsia do reto, amostra fecal ou um aspirado de abcesso hepático. A taxa de sucesso das culturas situa-se normalmente entre cinquenta e setenta por cento, mas, em geral, a microscopia é preferível em termos de sensibilidade[44] . A cultura xénica (em que o parasita é cultivado na ausência de quaisquer outras células metabolizadoras) também pode revelar a presença do parasita.

Endoscopia do TGI inferior: A amebíase intestinal pode ser diagnosticada através da rectosigmoidoscopia e da colonoscopia com biópsia ou raspagem da margem de uma úlcera da mucosa do cólon, a fim de obter materiais valiosos e importantes para o diagnóstico. O tecido da biopsia pode ser submetido a ensaios de PCR, cultura e microscopia, quando aplicável. Em casos suspeitos de amebíase intestinal, a endoscopia tem as seguintes indicações: (i) quando o resultado do exame de fezes é negativo, mas o teste de anticorpos séricos é positivo, (ii) quando o diagnóstico imediato de amebíase é urgentemente necessário, mas o exame de fezes permanece negativo, (iii) quando há uma forte suspeita de amebíase, mas os resultados do teste de anticorpos e do exame de fezes são ambos negativos, (iv) quando é desejável avaliar uma manifestação pouco clara de uma massa ou síndrome intestinal crónica. No entanto, a presença de colite fulminante constitui uma contraindicação relativa para a colonoscopia, uma vez que a colite fulminante acarreta um risco acrescido de perfuração intestinal. A endoscopia pode ajudar na visualização diagnóstica de um ameboma existente (que se refere a uma lesão anular semelhante a um carcinoma)[38, 197] . A colonoscopia e a rectosigmoidoscopia devem ser consideradas antes de se instituir a terapia com esteróides em caso de suspeita de doença inflamatória intestinal (DII). A previsão da colite amebiana pode ser melhorada pela presença de lesões múltiplas, lesões cecais e exsudados (geralmente durante estudos analíticos multivariados)[194] .

Achados histológicos (após biópsia instestinal): A biopsia pode ser efectuada e imediatamente avaliada para detetar trofozoítos móveis ao longo dos bordos da úlcera. Na amostra da biopsia podem observar-se áreas de necrose, edema da mucosa, espessamento da mucosa e perfuração da parede, entre outras alterações. A colite amebiana invade carateristicamente a mucosa e a submucosa e também tende a estender-se lateralmente, resultando numa úlcera clássica em forma de frasco.

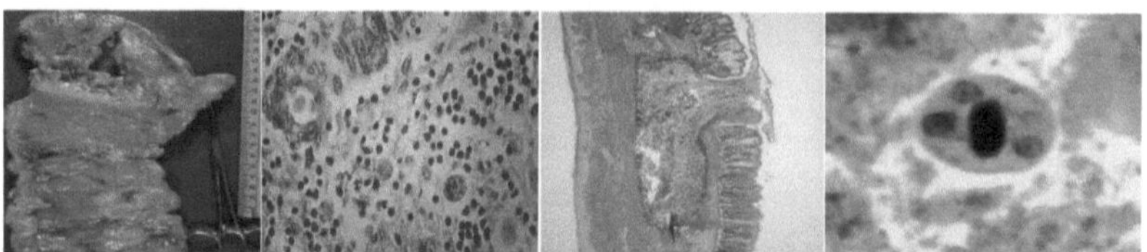

Figura 3.2: *Extremo esquerdo*: Patologia macroscópica de úlceras intestinais devido a amebíase. *Segunda esquerda:* Histopatologia da amebíase. *Segunda à direita*: Histopatologia da úlcera típica em forma de frasco da amebíase intestinal. *Extrema direita:* Coloração tricrómica do quisto de Entamoeba histolytica na amebíase. Cada quisto tem 4 núcleos com cariossomas caraterísticamente localizados no centro. Os cistos medem 12-15 mm. Imagens cortesia dos Centros de Controlo e Prevenção de Doenças.

Aspiração do fígado (guiada por ultra-sons ou agulha de TAC): A aspiração do fígado sob a orientação de uma TAC ou de uma ecografia é recomendada quando é necessário um diagnóstico urgente e rápido de abcesso hepático amebiano (ALA) (para estabelecer o diagnóstico no meio de outros diferenciais). É provável que o aspirado revele "pasta de anchova" (líquido espesso, amarelo-acastanhado e inodoro, sem glóbulos brancos, uma vez que estes terão sido lisados pelo parasita *E. histolytica*). As amebas serão evidentes na substância aspirada (Figura 3.1 *à direita*). Se houver um elevado índice de suspeita de uma doença piogénica subjacente, o aspirado também pode ser enviado para estudos adicionais (cultura, microscopia, teste PCR e deteção de antigénios). Foram efectuados alguns estudos de avaliação da sensibilidade diagnóstica da PCR, com resultados de sensibilidade variados que vão de trinta e três a cem por cento[254,270,272,274,276,277] . Recomenda-se a drenagem do abcesso se a terapêutica médica não surtir efeito no prazo de três a cinco dias[268,271] . Uma investigação realizada na Malásia demonstrou que a PCR em tempo real detectou ADN de E. histolytica em doentes (76,7% das trinta amostras examinadas) com abcesso hepático, enquanto o método IHA detectou anticorpos contra E. histolytica em 46,7% das amostras examinadas[254] . Um estudo separado realizado no Bangladesh[278] utilizando a PCR em tempo real detectou ADN de E. histolytica em amostras de sangue (49%), urina (77%) e saliva (69%). Um estudo realizado por Ahmad et al[273] demonstrou que a deteção de *E. histolytica* utilizando a PCR em tempo real demonstrou uma sensibilidade mais elevada do que o método de deteção de antigénios[273] . Roy et al[269] demonstraram resultados comparáveis utilizando sondas de sinalização molecular com um ensaio de PCR em tempo real em pus hepático e o método baseado no TagMan de Blessmann et al[275] . Outros testes que ajudaram a confirmar o diagnóstico de ELA incluem o Rida®Gene Parasitic Stool Panel (da R-Biopharm, Darmstadt, Alemanha) e o FilmArray Gastrointestinal Panel (da BioFire Diagnostics, Salt Lake City, UT, EUA) em amostras de pus aspirado de doentes com lesões hepáticas focais quísticas. Este último demonstrou um tempo de resultado mais rápido do que o primeiro.

Deteção de anticorpos: Os anticorpos anti-amoébicos são detectáveis em até noventa e nove por cento dos pacientes com abcesso hepático e também entre aqueles que apresentam sintomas há mais de uma semana. É possível detetar anticorpos séricos que se formam contra parasitas da amebíase porque estes anticorpos estão presentes em setenta a noventa por cento das amostras de indivíduos com sintomas intestinais de *Entamoeba histolytica*[44] . Embora os testes serológicos não ajudem a distinguir entre infecções amebianas antigas e recentes (devido ao facto de a seropositividade persistir durante vários anos após a infeção aguda), é aconselhável que o exame serológico seja repetido após uma semana para as pessoas que tenham apresentado resultados negativos para os anticorpos anti-amoebianos.

Técnicas de diagnóstico imunológico dependentes de anticorpos; No entanto, é necessário efetuar várias outras investigações para excluir os diagnósticos diferenciais da amebíase[190] . Várias técnicas imunológicas são úteis para a demonstração da amebíase no laboratório[198,200,202,206,208] . As análises de sangue básicas podem mostrar Níveis elevados de fosfatase alcalina e de velocidade de sedimentação dos eritrócitos (VSG) e leucocitose (em oitenta por cento dos casos), níveis elevados e ligeiramente elevados de transaminases e bilirrubinas, respetivamente. A anemia pode estar presente na sua forma ligeira e é também esperada uma redução dos níveis de albumina. A leucocitose das fezes é relativamente menor na amebíase do que na shigelose.

Técnicas ELISA, IFA e IHA: A utilização atual de testes ELISA de coproantigénios para o diagnóstico laboratorial da amebíase intestinal. O uso de ELISA é preferido devido ao facto de poder ser realizado na maioria dos laboratórios, por ser relativamente rápido e simples de executar, e pelo facto de existirem desvantagens relativas encontradas pelo uso dos métodos tradicionais de diagnóstico parasitológico. Os testes ELISA são especialmente utilizados em estudos epidemiológicos e clínicos nos casos em que os ensaios moleculares não estão disponíveis nem são práticos[264,262] . A técnica de ensaio mais comum utilizada em todo o mundo é o ensaio de imunoabsorção enzimática (ELISA), que mede os anticorpos anti-lectina do soro antiamebiano (especificamente imunoglobulina G - IgG) presentes na amostra de sangue. O antigénio da lectina de galactose está presente na maioria (>75%) dos doentes com amebíase aguda (que ocorre antes de se desencadear a resposta de anticorpos anti-amebianos IgG) ou nos doentes com abcesso hepático amebiano. A deteção de anticorpos IgM específicos para Entamoeba histolytica foi efectuada, apesar de terem uma sensibilidade relativamente baixa de apenas sessenta e quatro por cento em comparação com outras técnicas. O ELISA tem uma elevada precisão de diagnóstico, com uma especificidade de 94,8% e uma sensibilidade de 97,9% durante a deteção de *Entamoeba histolytica*. No entanto, uma infeção que ocorra nos primeiros sete a dez dias pode dar um resultado ELISA falso negativo. O kit Entamoeba CELISA PATH (Cellabs, Brookvale, Austrália) e o TechLab E. histolytica II ELISA (TechLab, Blackburg, VA, EUA) utilizam anticorpos monoclonais contra a lectina Gal/GalNAc de *E. histolytica*. Outros kits ELISA disponíveis no mercado são os kits Bernheim-Hersel, Alemanha, Optimum S (Merlin Diagnostika) e ProSpecT ELISA (Remel Inc., Lenexa, KS, EUA). Este último detecta um antigénio específico (EHSA) de E. histolytica/E.dispar, enquanto o primeiro detecta um antigénio rico em serina de *E. histolytica*[255] . O kit de primeira geração em formato ELISA é o TEchLab, que foi produzido em 1993 para detetar especificamente a lectina Gal/GalNAC de *E. histolytica* em amostras de fezes[260,262] . A proteína lectina é conservada e é altamente imunogénica; devido às diferenças antigénicas entre as lectinas de *E. dispar* e *E. histolytica*, a lectina é utilizada para a deteção específica desta última. A investigação efectuada por Hague et al[260] demonstrou uma excelente correlação com a nested PCR quando testada com amostras de fezes de pacientes que sofrem de diarreia. Além disso, o teste demonstrou uma sensibilidade mais elevada (intervalo de oitenta a noventa e quatro por cento) e um intervalo de especificidade de noventa e quatro a cem por cento em comparação com as técnicas de microscopia e cultura[262,263] . Durante a caraterização de *E. histolytica* e *E. dispar* durante um estudo de investigação realizado por Gonin e Trudel,[257] os resultados mostraram que o kit TechLab de *E. histolytica* tinha uma especificidade e sensibilidade de diagnóstico inferiores às da microscopia e da PCR. Foi produzida uma segunda versão do kit TechLab *E. histolytica* II na sequência de algumas limitações identificadas durante a implementação da primeira geração do kit de investigação TechLab ELISA. O kit mais recente demonstrou uma melhor sensibilidade (de oitenta e seis a noventa e cinco por cento) do que a baseada em cultura e microscopia)[258,263] . O kit mais recente também demonstrou uma maior especificidade (valor de noventa e seis a cem por cento) e uma sensibilidade (intervalo de setenta e um a setenta e nove por cento) em comparação com a PCR em tempo real[251,252,257] . Outras investigações realizadas por Hague et al demonstraram que a deteção do antigénio da lectina de *E. histolytica* a partir de amostras de soro e de amostras de abcessos hepáticos (ALA) em doentes antes da administração de metronidazol foi de noventa e seis e cem por cento, respetivamente[254] . No entanto, durante a investigação, a deteção no soro e no abcesso hepático diminuiu para trinta e três e quarenta e um por cento, respetivamente, após o tratamento com metronidazol[256,251] . A redução foi atribuída à diminuição dos níveis de lectina após a terapia com metronidazol. Um estudo realizado no Equador registou uma sensibilidade relativamente mais baixa, de cerca de catorze por cento, em comparação com a análise do zimodema e a cultura[256] . O kit de diagnóstico foi considerado pouco fiável para o diagnóstico da infeção por *E. histolytica* entre os portadores do parasita, durante um estudo realizado por Visser et al[251] . Foram comunicadas sensibilidades e especificidades relativamente mais elevadas para *E. histolytica* e *E. dispar* ou *E. moshkovskii* (entre vinte e sessenta por cento e cerca de oitenta e sete a noventa e três por cento, respetivamente) durante a investigação realizada em Bagdade e no Norte da Índia[247,249] . Outro teste baseado em ELISA é conhecido como ProSpecT ELISA, que é um imunoensaio em microplacas capaz de detetar antigénios de *E. dispar* e *E. histolytica*. O teste demonstrou uma especificidade e sensibilidade de noventa e nove e setenta e oito por cento, respetivamente, num estudo[245] e valores ligeiramente inferiores (de noventa e quatro por cento e cinco por cento, para *E. histolytica* e *E. dispar*, respetivamente, num estudo de Gatti et al[256] . Um estudo de avaliação do kit TechLab E. histolytica II e do kit CELISA PATH foi efectuado na Austrália por Stark et al[252] . demonstrou uma especificidade perfeita de cem por cento, mas uma sensibilidade bastante baixa de vinte e oito por cento para o kit CELISA PATH. A sensibilidade e a especificidade foram ainda mais baixas para o kit TechLab E. histolytica II. Além disso, o kit TechLab E. histolytica II exigia dez mil trofozoítos por poço para uma deteção positiva (ao contrário do CELISA PATH que exigia apenas mil trofozoítos por poço), tornando assim este teste menos fiável do que o CELISA PATH. Este estudo foi efectuado utilizando anticorpos monoclonais para a deteção de anticorpos contra a lectina Gal/GalNAc de *E.histolytica*. Pensa-se que as diferentes quantidades de anticorpos que revestem os poços das placas contribuem para as diferenças de desempenho dos dois kits de teste ELISA[250] . Um estudo separado realizado mais tarde em Budhni, Peshawar, utilizando o CELISA PATH, demonstrou, no entanto, uma sensibilidade bastante baixa de vinte e sete por cento, mas uma especificidade elevada de noventa e oito por cento[261] . O kit Optimum S foi entretanto avaliado quanto à sua utilização na deteção de *E. histolytica* em amostras de fezes que deram positivo para o complexo *E. histolytica/E. dispar*, por Pillai et al; esta avaliação demonstrou apenas uma sensibilidade de cerca de quatro por cento (4,2%) entre as setenta e duas amostras de fezes testadas, em comparação com os resultados combinados de dois outros testes ELISA de coproantigénios[259] . Para além dos kits de teste comercialmente disponíveis, foram desenvolvidos vários outros ensaios laboratoriais utilizando anticorpos policlonais e monoclonais contra os vários antigénios *de Entamoeba histolytica*; estes antigénios incluem: antigénio de superfície rico em lectina, lipofosfoglicano e piruvato fosfato diquinase

(PPDK)[248,246,265] . Além disso, foi relatado que a lectina de aderência amebiana (170-kDa em tamanho) foi detectada na saliva de pacientes amebianos de acordo com um estudo de investigação[244] . O abcesso hepático amebiano também pode ser diagnosticado através da utilização do ensaio imunofluorescente (IFA), que tem uma especificidade e sensibilidade de 96,7% e 93,6%, respetivamente. Outro teste que detecta anticorpos específicos da *Entamoeba histolytica* é o ensaio de hemaglutinação indireta (IHA) que utiliza extractos brutos de organismos parasitas cultivados axenicamente. O IHA é capaz de detetar a presença de Entamoeba histolytica em noventa e cinco por cento dos doentes com amebíase extra-intestinal, setenta por cento dos doentes com infeção ativa nos intestinos e cerca de dez por cento dos doentes sem quaisquer sintomas. Embora tenha uma especificidade elevada (99,1 %), o IHA é menos sensível do que o ELISA e, por conseguinte, não é muito útil para distinguir uma infeção aguda de uma infeção anterior, uma vez que os títulos elevados permanecem persistentemente elevados durante anos após a conclusão de um tratamento bem sucedido. São raras as reacções falsas positivas com a utilização do teste ELISA, pelo que a maioria dos laboratórios substituiu a IHA pelo teste ELISA[199] . Outras técnicas imunológicas úteis incluem: Métodos de contra-imunoeletroforese (CIE), imuno-eletroforese e imunodifusão (ID) que utilizam coletivamente a propriedade de precipitação de complexos antigénio-anticorpo em ágar. No entanto, ao contrário do ELISA e da IHA, que demoram apenas duas horas a obter resultados, a CIE consome muito tempo (24 horas no mínimo), embora tenha uma sensibilidade de cem por cento. Embora menos sensível do que outras técnicas, a fixação do complemento (FC) também é utilizada ocasionalmente. As técnicas atualmente aprovadas pela FDA para a deteção de *Entamoeba histolytica* em amostras de fezes incluem BioFire Film Array GI Panel (BioFire Diagnostics, Salt Lake City, UT), o xTAG Gastrointestinal Pathogen Panel (Luminex, Austin, TX) entre outros[192,204] .

Técnicas de reação em cadeia da polimerase (PCR): Outros testes laboratoriais úteis incluem cultura, ensaios de reação em cadeia da polimerase (PCR), serologia e microscopia[190] . Para o diagnóstico da amebíase utilizam-se vários métodos baseados na PCR que visam diferentes genes. Os genes incluem: o gene da subunidade pequena do rRNA (18S rDNA), que é um gene de antigénio de 30-kD, o gene da proteína rica em serina, o ADN circular extracromossómico, o gene da quitinase e o gene da hemolisina foram utilizados para diferenciar as amebas patogénicas (*Entamoeba histolytica*) e não patogénicas (*Entamoeba dispar* e *Entamoeba moshkovskii*)[44] . Devido à sua sensibilidade relativamente mais elevada, a reação em cadeia da polimerase em tempo real (RT-PCR) é preferida para a deteção de antigénio em amostras de fezes[209] . Consequentemente, os testes PCR foram recomendados pela Organização Mundial de Saúde[195] . Apesar da recomendação da OMS, os métodos baseados na PCR são utilizados com algumas limitações durante o diagnóstico da amebíase, devido à possibilidade de resultados falsos positivos, especialmente quando se utiliza a geração de fragmentos de ADN não específicos de amostras clínicas e ambientais[207,203,205] . As sensibilidades da PCR variam consoante o alvo específico ou o gene de amostragem utilizado. Com base em estudos de campo, verificou-se que os vários métodos de PCR tinham uma eficácia que era favoravelmente comparável para o diagnóstico da infeção por *Entamoeba histolytica*. As amostras de aspirado hepático de pacientes com abcesso hepático amebiano também são adequadas para o diagnóstico utilizando ensaios de PCR[195] .

Deteção de antigénios: A deteção dos antigénios do parasita em amostras de fezes pode ser conseguida através da utilização de técnicas de ensaio de imunoabsorção enzimática (ELISA). Existem kits ELISA baseados em antigénios disponíveis no mercado, a maioria dos quais tem uma sensibilidade elevada que varia entre noventa e seis e cem por cento[44] . No entanto, não existem testes de antigénio específicos para a deteção de *Entamoeba moshkovskii* e *Entamoeba dispar*.

Ensaio de Amplificação Isotérmica Mediada por Loop (LAMP): Esta técnica de ensaio foi utilizada para detetar parasitas *Entamoeba histolytica* em doentes com amebíase hepática. Um estudo comparativo entre o teste PCR e o LAMP em termos da sua eficácia e envolvendo cinquenta doentes concluiu que o LAMP identificou ligeiramente mais abcessos do que o ensaio PCR[203] . Por conseguinte, a LAMP pode ser preferível à PCR no diagnóstico da amebíase hepática, devido ao seu elevado rendimento, sensibilidade e especificidade, bem como ao facto de ser simples de utilizar e de fornecer resultados rápidos.

Técnicas de imagiologia (ecografia, radiografia, TAC e RMN): A radiografia do tórax pode revelar indícios de abcesso hepático amebiano (mostrando um derrame pleural no lado direito do tórax e uma elevação do hemi-diafragma direito). A ecografia também pode revelar indícios de abcesso hepático amebiano (por vezes são observados abcessos solitários ou múltiplos nos lóbulos do fígado). A colite hepática amebiana, que normalmente afecta o reto e o ceco, pode ser diagnosticada com o auxílio de uma TAC[201] . Embora tanto a TAC como a ecografia sejam sensíveis, são pouco específicas para o abcesso hepático amebiano. No entanto, devido à sua rapidez, custo-eficácia e ausência de efeitos adversos, a ecografia hepática é preferível à TAC, embora esta última seja geralmente mais sensível do que a primeira. A TAC também pode ajudar a visualizar a amebíase cerebral (vista como lesões irregulares sem realce ou cápsula circundante) ou o abcesso hepático amebiano. Este último tende a apresentar-se como septado ou homogéneo, com níveis de líquido presentes ou ausentes; as lesões podem também apresentar-se arredondadas com baixa atenuação e com um rebordo de realce. A Ressonância Magnética (RM) pode mostrar lesões amebianas rodeadas por edema e os seus bordos podem estar realçados e também possuir um elevado sinal de intesidade nas imagens ponderadas em T2. Estas são notáveis após a injeção de gadolínio. Não é necessário repetir a imagiologia se o doente estiver a recuperar bem; no entanto, o abcesso hepático pode demorar até dois anos a desaparecer completamente.

Testes de diagnóstico rápido para a amebíase: Embora o teste de diagnóstico rápido comercialmente significativo para o diagnóstico do abcesso hepático amebiano (ALA) continue a ser ilusório, foi desenvolvida uma prova de conceito (POC) de um teste de vareta de fluxo lateral para a deteção rápida de ALA. O teste detecta o anticorpo anti-PPDK IgG4 entre os doentes infectados e, de facto, mostrou uma excelente especificidade de diagnóstico e uma sensibilidade de cem por cento, de acordo com um estudo de avaliação[267]. Foi identificado um teste imunocromatográfico mais recente que utiliza nanopartículas de sílica fluorescentes revestidas com a região C - terminal da subunidade intermédia da proteína lectina Gal/GalNAc de E. histolytica; também demonstrou uma excelente especificidade (cem por cento) e uma sensibilidade de oitenta e sete por cento durante o seu estudo de avaliação[266]. Uma vez que estes testes são potencialmente bons para o diagnóstico rápido do abcesso hepático amebiano, recomenda-se uma investigação mais alargada sobre os mesmos.

Caminho a seguir no diagnóstico da amebíase: O diagnóstico da amebíase extra-intestinal e intestinal por métodos laboratoriais melhorou com a utilização de métodos de teste mais sensíveis e específicos. No que diz respeito à infeção amebiana intestinal, o caminho a seguir é a utilização de métodos de diagnóstico molecular, incluindo ensaios baseados em PCR em laboratórios bem equipados e LAMP para ambientes com recursos limitados. No que diz respeito à infeção amebiana extra-intestinal, é necessário melhorar o serodiagnóstico para a deteção exacta da infeção ativa, uma vez que continua a ser um desafio excluir uma infeção passada com os actuais ensaios baseados em IgG. A sensibilidade dos testes de diagnóstico rápidos de prova de conceito (POC) para a ALA também pode ser melhorada, comercializada e amplamente aplicada. A necessidade de descobrir biomarcadores que possam prever a suscetibilidade a uma infeção sintomática e a necessidade de distinguir entre diferentes fases da infeção e de monitorizar o sucesso do tratamento devem ser objeto de investigação futura[196] . Os critérios da Organização Mundial de Saúde recomendam métodos de diagnóstico que sejam altamente específicos, sensíveis, económicos, rápidos em termos de tempo de diagnóstico e prontamente disponíveis a pedido[285] . As tecnologias genómicas tornaram-se úteis na avaliação da suscetibilidade do hospedeiro com base em variações no polomorfismo de nucleótido único (SNP) de determinados loci[286] . A metabolómica e a proteómica podem ajudar a distinguir as diferentes fases da infeção por *E. histolytica*. A este respeito, foram gerados muitos dados proteómicos relativos à amebíase, com o objetivo de explorar os seus proteomas e subproteomas, a fim de permitir a dedução dos processos biológicos das proteínas de *E. histolytica*[279,280,281,282,284,285,286] . Assim, os papéis de determinadas proteínas de E. histolytica na patogénese da doença podem ser bem caracterizados. A utilização de proteómica quantitativa permitiu confirmar que algumas das variantes virulentas são diferentes em comparação com as variantes não virulentas ou outras espécies não patogénicas de Entamoeba[283,287] . Utilizando uma abordagem semelhante, foram efectuadas comparações entre as fases de desenvolvimento da *E. histolytica*[286] . A este respeito, as proteínas que se verificou serem relativamente mais abundantes serão candidatas a uma maior exploração como potenciais candidatas a serem utilizadas como marcadores biológicos para o diagnóstico, tratamento e desenvolvimento de vacinas de E. histolytica.

3.2 Diagnóstico diferencial e diagnóstico de *Giardia intestinalis*

Os diagnósticos diferenciais da giardíase incluem, entre outros: **Amebíase, Doença Celíaca (Sprue), Doença de Crohn, Criptosporidiose, Intoxicação Alimentar, Síndrome do Intestino Irritável (IBS), Intolerância à Lactose, Estrongiloidíase, Gastroenterite Viral**[166] .

Para chegar a um diagnóstico, é de salientar que, embora os cientistas que realizam o diagnóstico da giardíase se tenham baseado durante muito tempo principalmente no exame microscópico das fezes para detetar a presença de quistos ou trofozoítos, foram recentemente introduzidas outras técnicas de diagnóstico consideradas relativamente mais objectivas. Estas são conhecidas como imunoensaios, técnicas de amplificação de ácidos nucleicos (abreviadas como "NAATs"[167] . Os ensaios de imunoabsorção enzimática das fezes (Stool ELISA) também podem ser utilizados, uma vez que são económicos e têm uma elevada especificidade e sensibilidade (de 87-100% e 88-98%, respetivamente)[150] . O teste ELISA das fezes é útil para confirmar a suspeita de giardíase, apesar dos resultados negativos do exame de fezes. Embora os testes sejam úteis para efeitos de rastreio durante as epidemias e em locais considerados endémicos para a giardíase, o exame de fezes continua a ser a norma de ouro e, por conseguinte, nunca deve ser substituído. No caso de as investigações darem resultados negativos, mas o doente continuar sintomático apesar do exame com as técnicas descritas, pode ser efectuada a aspiração duodenal e/ou a endoscopia digestiva alta com biópsias adequadas como métodos de diagnóstico alternativos.

Exame de fezes para deteção de óvulos e parasitas/óvulos e quistos (O&P/O/C): O exame de fezes por microscopia continua a ser o padrão de ouro e pode ajudar no diagnóstico de cerca de oitenta por cento (entre oitenta e oitenta e cinco por cento) das amostras. No que diz respeito ao exame de fezes, são colhidas amostras de fezes frescas ou após preservação com formalina a 10% (utilizando coloração adequada) ou utilizando álcool polivinílico. Para aumentar as hipóteses de identificação *da Giardia intestinalis* (para cerca de noventa por cento), é aconselhável examinar até três amostras de fezes (idealmente, cada uma colhida num dia diferente), uma vez que a concentração de óvulos ou quistos pode variar consideravelmente. Um único exame de fezes tem entre cinquenta e setenta por cento de hipóteses de identificação do parasita. Ao contrário dos quistos, que são identificáveis em fezes semi-formadas, formadas e/ou moles e velhas (não frescas), os trofozoítos serão ocasionalmente identificados apenas em fezes muito frescas, uma vez que tendem a desintegrar-se muito rapidamente depois disso[166]. Quando isolados com sucesso, os trofozoítos têm uma estrutura caraterística em forma de folha ou face que mede 5-15 µm de largura e 9-21 µm de comprimento. Cada trofozoíto também tem quatro pares de flagelos e dois núcleos[153]. Por outro lado, os quistos medem 7-10 µm de largura e 8-12 µm de comprimento e têm uma forma oval. A passagem de quistos por portadores hospedeiros varia muito e, por conseguinte, não está relacionada com os sintomas clínicos provocados pelo doente. A produção de quistos pode atrasar-se pelo menos uma semana em relação ao início das manifestações clínicas.

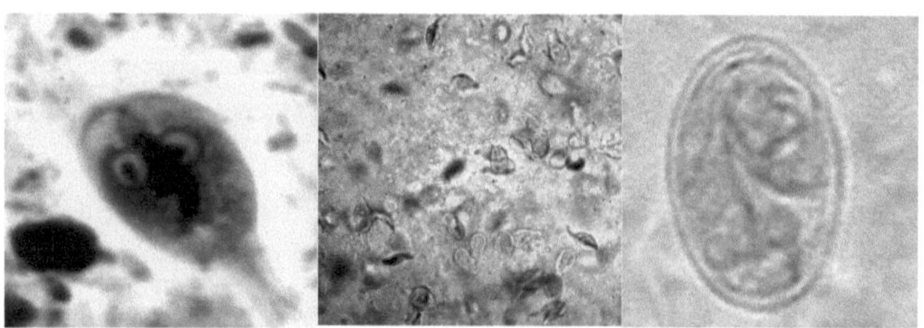

Cultura de fezes: A cultura de fezes é útil para excluir outros agentes patogénicos, mas não é utilizada por rotina para o diagnóstico, devido à dificuldade em reproduzir o isolamento do parasita a partir de amostras fecais.

Deteção de antigénio nas fezes: A deteção do antigénio de *Giardia intestinalis* nas fezes pode ser feita através de vários testes que utilizam um ensaio imunoenzimático de captura (ELISA) ou um anticorpo imunofluorescente (IFA) contra os antigénios ou quistos dos trofozoítos. Os testes têm uma especificidade de noventa a cem por cento e de oitenta e cinco a noventa e oito por cento[136,144,149] . Outro teste que é utilizado para detetar os antigénios do parasita em amostras de fezes ou no rastreio da água de abastecimento[147] é a técnica de reação em cadeia da polimerase (PCR) (que é capaz de detetar concentrações de parasitas tão baixas como 10 por 100 mcL. A reação em cadeia da polimerase em tempo real (RT-PCR) é útil e vantajosa na sua capacidade de detetar infecções assintomáticas ou ligeiras[145] . No entanto, estes testes foram concebidos para detetar apenas os parasitas *Giardia intestinalis*, pelo que podem não detetar a presença de outras infecções por espécies de parasitas diferentes mas intercorrentes. Um estudo de investigação de avaliação dirigido a esta categoria de testes de despistagem durante a despistagem de *Cryptosporidium* e *Giardia intestinalis* revelou uma especificidade de cem por cento e uma sensibilidade de 98,4% com os respectivos valores preditivos negativos e positivos de 99,3% e 98,7%[170] .

Teste da corda (também conhecido como **Entero-test):** O teste contém uma cápsula gelatinosa com um fio de nylon preso a um peso. O doente engole a cápsula depois de colocar uma fita adesiva numa das extremidades do fio na sua bochecha. Posteriormente, a gelatina dissolve-se quando chega ao estômago e o fio é transportado para o duodeno. O fio é deixado durante a noite ou durante quatro a seis horas enquanto o doente está em jejum. A passagem bem sucedida do fio para o duodeno é indicada pela sua coloração biliosa. A amostra mucoide obtida é também examinada para detetar a presença de trofozoítos (após coloração e fixação) em montagem húmida salina ou em iodo[166] .

Outros exames: A eosinofilia pode ser detectada durante as análises laboratoriais de rotina do hemograma completo, embora outros parâmetros possam ser normais. Os estados de deficiência das imunoglobulinas A, M e, ocasionalmente, G podem ser diagnosticados através da eletroforese do soro. A imunoglobulina (Ig) M sérica *anti-Giardia intestinalis* pode ajudar a diferenciar uma infeção passada de uma infeção aguda, mas a elevação persistente da IgG torna-a irrelevante no diagnóstico da giardíase aguda. Embora os estudos imagiológicos não sejam geralmente úteis no diagnóstico da giardíase, as imagens simples do intestino delgado podem revelar hipermotilidade, hipersecreção, distorção e espessamento das pregas mucosas do jejuno e do duodeno[142,144] . É de salientar que as alterações imagiológicas são reversíveis com a terapêutica. No entanto, uma vez que os estudos com bário podem obscurecer a identificação dos parasitas durante cerca de dez dias, a sua utilização deve ser evitada. No que diz respeito ao exame de fezes, outros testes disponíveis incluem: Testes de absorção de D-xilose, análise qualitativa da gordura fecal ou quantificação da gordura fecal, utilizando a coloração de Sudan para confirmar a esteatorréia. No entanto, a má absorção pode diminuir de forma variável os níveis de folato, caroteno sérico e vitamina B 12. Os testes de absorção de D-xilose podem ser anormais. O teste respiratório de tolerância à lactose é útil para o diagnóstico da deficiência de dissacaridase, que ocorre frequentemente durante e após o tratamento da giardíase[168] . Estão em curso investigações que envolvem testes serológicos.

Biópsia e Endoscopia (e respectivos resultados histológicos): As alterações histológicas podem ser visualizadas depois de uma amostra de biopsia ser examinada. A biopsia dos intestinos pode mostrar trofozoítos na superfície achatada, com uma ligeira infiltração linfocítica[152,160] . As amostras de biopsia duodenal podem mostrar trofozoítos *de Giardia intestinalis* fixados à superfície das vilosidades das células epiteliais intestinais. Em caso de dificuldades na identificação de trofozoítos em amostras de biopsia, as colorações específicas de imunoperoxidase *anti-Giardia* (mas as colorações raramente estão disponíveis) podem ser úteis na deteção do parasita. A atrofia das vilosidades do intestino delgado, juntamente com um infiltrado inflamatório misto na lâmina própria, é apresentada por muitos doentes submetidos a biopsia e endoscopia. Durante a biopsia/endoscopia, os bordos em escova das células epiteliais absorventes superficiais apresentam irregularidades e uma ausência notável das vilosidades (especialmente na doença celíaca). Para os doentes com suspeita de giardíase, mas que não tenham sido comprovados por ELISA e microscopia de fezes, e também para os doentes que continuam a queixar-se de má absorção após terem completado satisfatoriamente o tratamento prescrito, pode ser necessária uma Esofagogastroduodenoscopia (EGD) para confirmar o diagnóstico. A endoscopia não é utilizada apenas para obter uma biopsia, mas também para obter um aspirado duodenal e para avaliar a arquitetura do intestino delgado. Embora a biopsia duodenal possa ser o teste mais sensível, raramente é necessária. A biópsia duodenal é vantajosamente preferida ao teste de string. A cultura do aspirado duodenal pode ser útil não só para detetar lesões do tipo sprue, mas também para avaliar o crescimento excessivo do intestino delgado. **As** amostras de cultura **da** biopsia também podem revelar a possível presença de outros parasitas que habitam o intestino delgado (por exemplo, criptosporídios e microsporídios): Após a biopsia endoscópica, os doentes com giardíase e os seus controlos durante a investigação apresentam resultados comparáveis; por conseguinte, não apresentam anomalias universais clássicas. Os doentes com giardíase e os que sofrem de doenças com deficiência de imunoglobulina subjacente podem apresentar atrofia das vilosidades de vários graus (semelhante ao espru celíaco). No entanto, ao contrário do sprue, estas condições estão associadas à falta de células plasmáticas na lâmina própria[166].

3.3 Diagnóstico diferencial e diagnóstico de amebas de vida livre potencialmente patogénicas

Qualquer doença que apresente sintomas e/ou sinais de meningite, encefalite e/ou queratite deve ser suspeita de FLA. Isto é ainda mais importante se o doente não estiver a responder aos antibióticos que se sabe serem eficazes contra as condições da doença. Deve manter-se um elevado índice de suspeição, especialmente se os factores predisponentes (por exemplo, exposição recente a água provavelmente contaminada, como durante a natação, vadear em massas de água ou estar exposto ao solo ou a ambientes poeirentos) forem captados durante o estágio do doente. Uma vez que a investigação anterior demonstrou que a FLA é potencialmente fatal, devem ser urgentemente iniciadas investigações relevantes (por exemplo, cultura para determinar a causa da apresentação semelhante à meningite, etc.), tendo em conta a situação potencialmente fatal. Poderá ter de ser iniciada uma terapia experimental do tratamento conhecido como eficaz no tratamento da FLA para salvar o doente, enquanto se realizam mais consultas e investigações especializadas.

Capítulo Quatro: Gestão de protozoários humanos enteropatogénicos e amebas de vida livre potencialmente patogénicas

4.1 Tratamento da amebíase (devido à *Entamoeba histolytica)*

O tratamento da amebíase envolve medicamentos apropriados, intervenções cirúrgicas em algumas situações e gestão preventiva. Nos casos em que a amebíase é assintomática, não é administrado qualquer tratamento se a doença estiver a ocorrer numa zona endémica, ao contrário do que acontece nas zonas onde a amebíase não é endémica[211]. No entanto, nos locais considerados não endémicos para a amebíase, são recomendados agentes luminais (nomeadamente paromomicina, furoato de diloxanida ou iodoquinol) para a erradicação da infeção. Não há necessidade de tratar a infeção assintomática por *Entamoeba dispar*, mas deve ser incentivada uma educação sanitária adequada, uma vez que a sua presença é um indicador importante da contaminação fecal-oral prevalecente na comunidade em causa[38]. No caso de ser diagnosticada colite amebiana, o primeiro tratamento de escolha é o derivado de nitroimidazol, seguido de um agente luminal para eliminar a colonização. A paromomicina é bastante segura e bem tolerada; é considerada eficaz no tratamento da amebíase intestinal (incluindo nos doentes com VIH)[224].

Tratamento de apoio da amebíase: A maioria dos doentes será tratada adequadamente em regime ambulatório, com exceção de um número relativamente reduzido de doentes que podem necessitar de tratamento hospitalar (nomeadamente em caso de necessidade de reposição de volume intravenoso (terapia com fluidos intravenosos) em caso de colite grave ou do tipo que requer intervenção cirúrgica). Um diagnóstico diferencial próximo da amebíase intestinal é a doença inflamatória intestinal (DII), pelo que um doente com amebíase intestinal pode ser tratado por engano, como se tivesse DII. No entanto, é necessário efetuar uma endoscopia do trato gastrointestinal inferior (TGI) antes de iniciar a terapêutica com esteróides instituída para um doente que se suspeita sofrer de DII. Por conseguinte, é aconselhável consultar vários especialistas (por exemplo, gastroenterologistas, cirurgiões ou médicos especialistas em doenças infecciosas). Para se certificar de que a amebíase foi erradicada, recomenda-se a realização de um exame de fezes como parte do acompanhamento. Aconselha-se uma dieta normal (sem alteração da dieta).

Intervenção percutânea e cirúrgica da amebíase: Embora o abcesso hepático amebiano não complicado se resolva geralmente com medicamentos para a amebíase, não necessitando, portanto, de drenagem cirúrgica, ocasionalmente é necessária uma intervenção percutânea guiada por imagem sob a forma de drenagem por cateter ou aspiração por agulha, que substituiu a intervenção cirúrgica. Foi relatado que a drenagem percutânea por cateter (um procedimento que salva vidas em caso de pericardite amebiana) melhora os resultados do empiema que ocorre devido à amebíase[210] . No entanto, o procedimento deve ser utilizado com cuidado quando se verifica a existência de uma coleção localizada de líquido intra-abdominal. As indicações para a intervenção cirúrgica incluem os doentes com diagnóstico incerto, mas que apresentem suspeita de abcesso hepático com infeção piogénica bacteriana sobreposta ou quando o tratamento medicamentoso não responde ou quando se suspeita que pode ter ocorrido rutura do abcesso, causando peritonite, e quando existe ou é altamente suspeita uma colite fulminante que necessita urgentemente de intervenção cirúrgica[212] . Os abcessos com um diâmetro superior a dez centímetros requerem drenagem cirúrgica (os mais pequenos resolvem-se apenas com metronidazol). A drenagem dos abcessos também é recomendada para os doentes que não respondem clinicamente aos medicamentos nas setenta e duas horas seguintes ou para os que apresentam um risco elevado de rutura para o pericárdio (nomeadamente os abcessos no lobo esquerdo do fígado). Deve também ser prescrito um agente luminal após a drenagem do abcesso, uma vez que a cavidade do abcesso pode não desaparecer durante meses após a drenagem do abcesso[38] . A intervenção cirúrgica também pode ser necessária após um quadro clínico de abdómen agudo, após a ocorrência de formas graves de amebíase[215] . Estas incluem a ocorrência de megacólon tóxico que raramente ocorre mas tende a seguir ao uso de corticosteróides, hemorragia GI grave e colite amebiana perfurada.

Tratamento específico (farmacológico) da amebíase: Os nitroimidazóis são os principais medicamentos para o tratamento da amebíase. O medicamento de eleição para a amebíase invasiva é o **metronidazol**[217,219,216] . No entanto, deve ser combinado com outros medicamentos para reduzir o insucesso parasitológico[214] . O metronidazol é eficaz contra o abcesso hepático amebiano com um tamanho até dez centímetros de diâmetro. Neste caso, pode não ser necessário drenar o abcesso[212] . Pensa-se que **o tinidazol** (um derivado do 5-nitroimidazol) é mais eficaz e tem menos efeitos adversos do que o metronidazol; isto de acordo com uma anterior revisão da base de dados Cochrane (2019)[214] . O tinidazol também é recomendado para a amebíase intestinal e extra-intestinal (incluindo abcesso hepático amebiano), especialmente para crianças a partir dos três anos de idade, bem como para adultos. Outros regimes de medicamentos preferidos para a amebíase são os **agentes luminais** (nomeadamente **o furoato de diloxamida, o iodoquinol** ou **a paramomicina**), uma vez que são minimamente absorvidos no trato gastrointestinal (TGI)[211,213] . Este regime também é preferido porque elimina os quistos que podem ser notórios se forem libertados para o ambiente por portadores de quistos; o regime também previne o desenvolvimento da forma invasiva da amebíase[38] . A paromomicina (um medicamento que é útil na erradicação de quistos de *E. histolytica* após regimes de tinidazol ou metronidazol para doença invasiva) é um aminoglicosídeo antibacteriano e um amebicida proveniente da estirpe Streptomyces rimosus, que é ativa contra a amebíase intraluminal e é pouco absorvida. Outros nitroimidazóis úteis incluem: os que têm uma semi-vida mais longa (por exemplo, **ornidazol** e **secnidazol**). Por outro lado, o iodoquinol (também conhecido como Yodoxin), uma hidroxiquinolina halogenada, que é um amebicida luminal que actua apenas contra a amebíase intraluminal, é melhor tolerado quando tomado com as refeições e é utilizado para a erradicação de quistos *de E. histolytica* após o tratamento de doenças invasivas.

Cerca de noventa por cento dos doentes que sofrem de colite amebiana ligeira a moderada respondem clinicamente aos nitroimidazóis. Uma vez que os nitroimidazóis não afectam os parasitas intra-luminais, devem ser administrados agentes luminais (como o furoato de diloxanida ou a paromomicina) após a terapêutica com nitroimidazol para a colite amebiana, a fim de evitar recaídas[38] . Os pacientes que sofrem de amebíase hepática responderam ao **fosfato de cloroquina**. Este último é conhecido por inibir o crescimento do parasita através da concentração de vesículas ácidas do parasita, aumentando assim o pH do parasita. A cloroquina também inibe a utilização da hemoglobina e o metabolismo do parasita; tem também uma atividade amebicida que se compara à da emetina. Por conseguinte, a cloroquina é altamente eficaz no tratamento do abcesso hepático amebiano quando administrada em simultâneo com a desidroemetina ou a emetina. No entanto, tal como esta última, é ineficaz contra a amebíase luminal. Devido à sua toxicidade relativamente menor, a desidroemetina é uma melhor alternativa à emetina. A desidroemetina erradica o abcesso hepático amebiano, as infecções dos tecidos amebianos e os trofozoítos, mas não elimina os quistos e as formas luminais do parasita. Por conseguinte, é necessário adicionar um amebicida luminal[225] .

No entanto, a cloroquina tem o potencial de causar toxicidade miocárdica, pelo que é evitada por esta razão. A colite amebiana fulminante com suspeita de perfuração pode ser tratada com **antibióticos de largo espetro** (para tratar também a infeção bacteriana sobreposta ou a co-infeção de bactérias num abcesso hepático amebiano já existente, que pode ocorrer tanto antes como como complicação da drenagem do abcesso). Os antibióticos também podem ser úteis no caso de o doente não responder à terapêutica com nitroimidazol. Embora **a loperamida** seja desaconselhada durante o tratamento da colite amebiana, as vias celulares e metabólicas do parasita passaram a ser mais bem compreendidas, o que levou a um avanço no conhecimento da identificação de moléculas de fármacos e de alvos promissores de fármacos que podem tratar com sucesso a amebíase[210] .

Tratamento preventivo da amebíase: A melhoria da higiene, do saneamento e do tratamento da água, a fim de erradicar a contaminação dos alimentos e da água por matéria fecal, constitui a espinha dorsal da prevenção da amebíase. O tratamento precoce dos portadores da doença também ajuda a reduzir a transmissão da doença. A fervura da água durante mais de um minuto, a lavagem dos legumes com detergente e a subsequente imersão em vinagre ou ácido acético durante pelo menos dez a quinze minutos são igualmente eficazes na prevenção da doença. Para evitar a propagação da amebíase, recomenda-se o rastreio dos contactos próximos ou dos membros da família no seio de um determinado agregado familiar[131] . Como é possível a transmissão sexual dos quistos infecciosos da amebíase, devem ser evitadas práticas sexuais que impliquem o contacto oro-fecal. Antes da prescrição de imunossupressores ou corticosteróides a doentes com antecedentes de viagens a zonas endémicas de amebíase ou a doentes recentemente diagnosticados com doença inflamatória intestinal, deve ser feito um rastreio da amebíase para evitar a ocorrência de colite amebiana fulminante na sequência de um diagnóstico errado[131] .

O desenvolvimento de vacinas contra a forma invasiva da amebíase ainda está em fase inicial[221,222,223] . No entanto, as perspectivas de desenvolvimento de uma vacina adequada contra a amebíase invasiva permanecem optimistas porque muitos dos componentes do parasita são imunogénicos. Estes componentes incluem cisteína proteinases, a proteína E. histolytica rica em serina, lipofosfoglicanos, a lectina galactose/N-acetilgalactosamina, a proteína 29-kd e amebapores. As estratégias actuais para o desenvolvimento de uma vacina contra a amebíase foram revistas por Quach etal[220] .

4.2 Controlo da *Giardia intestinalis*

Tratamento de apoio da Giardíase: Uma vez que é provável que ocorra desidratação e desequilíbrio eletrolítico após uma diarreia grave,[229] deve ser implementada uma terapia adequada de substituição de electrólitos e fluidos e electrólitos. As crianças com giardíase confirmada (que provavelmente se manifestam clinicamente com diarreia aguda ou crónica, má absorção, atraso de crescimento, entre outros sintomas gastrointestinais) devem ser tratadas em conformidade[170]. Os doentes que se encontrem gravemente desidratados e/ou malnutridos devem ser hospitalizados para receberem cuidados hospitalares. Embora não esteja indicada uma dieta especial para os doentes com giardíase, uma dieta sem lactose durante vários meses é útil, para além do tratamento sintomático (para diarreia, cólicas abdominais, intolerância à lactose e inchaço) que também é encorajado. Diz-se que a forma adquirida de intolerância à lactose ocorre em até quarenta por cento dos casos[227]. O isolamento pode ser necessário para os indivíduos fortemente infectados, até que sejam considerados suficientemente desinfectados e, portanto, menos arriscados para os indivíduos saudáveis em contacto com o indivíduo infetado.

Tratamento específico da giardíase: Os antibióticos são o principal pilar do tratamento padrão da giardíase[148,230,228,226]. Os antibióticos são administrados às pessoas cuja infeção foi confirmada, especialmente as provenientes de regiões consideradas não endémicas para a giardíase[231]. No entanto, devido à provável ocorrência de reinfeção em áreas consideradas altamente endémicas para a amebíase, o tratamento profilático de rotina da giardíase deve ser evitado[76,232]. Embora o metronidazol seja frequentemente prescrito para o tratamento da giardíase, o tratamento falha devido à fraca adesão do doente e à não eliminação dos parasitas do intestino[237]. Além disso, foi registada uma resistência crescente ao nitroimidazol entre os viajantes na Índia[236] e na Ásia[235]. O sucesso do tratamento da giardíase pode ser avaliado através da utilização da reação em cadeia da polimerase em tempo real (RT-PCR), tendo van den Bijllaardt *et al.* demonstrado que a eliminação rápida e bem sucedida dos parasitas durante a terapia ocorreu após cerca de uma semana[234]. Os contactos próximos de pessoas infectadas também devem ser examinados e tratados em conformidade, mas as pessoas assintomáticas (que são consideradas potenciais portadoras) não devem ser tratadas, exceto em situações em que se considere desejável a prevenção da transmissão a indivíduos susceptíveis (tais como mulheres grávidas, crianças pequenas ou pessoas com fibrose cística ou hipogamaglobulinemia

ou pessoas com má absorção e que necessitem de antibióticos orais para outras infecções).
[^{239,233} .

Considerações em caso de insucesso do tratamento da giardíase: É muito importante determinar, através da anamnese, se a doença apresentada é ou não uma falha do tratamento ou uma reinfeção. No caso de reinfeção, uma segunda prescrição do mesmo medicamento, administrado durante um período mais longo e numa dose mais elevada, deve ser eficaz. No entanto, em caso de insucesso do tratamento, deve ser considerada a prescrição de uma terapêutica combinada. No caso do número significativamente elevado de doentes que desenvolvem uma infeção persistente e intolerância à lactose pós-giardíase, a prescrição de uma dieta sem lactose conduz normalmente à melhoria dos doentes afectados. Pode também ser necessária uma terapia supressiva crónica ou uma terapia combinada para os doentes com hipogamaglobulinemia ou para aqueles que não respondem a medicamentos repetidos.

Considerações para as mulheres grávidas: Recomenda-se geralmente que, exceto em casos muito graves, o tratamento da giardíase seja evitado durante o primeiro trimestre de gravidez. Sempre que possível, o tratamento de mulheres grávidas com sintomas ligeiros deve ser adiado para depois do parto. Se o tratamento tiver de ser administrado durante a gravidez, recomenda-se a paromomicina, devido ao facto de ser pouco absorvida por via sistémica[232] . No caso das doentes não tratadas por qualquer motivo (por exemplo, durante o primeiro trimestre de gravidez), deve manter-se uma hidratação e nutrição adequadas.

Tratamento preventivo da giardíase: Lavagem cuidadosa das mãos depois de visitar casas de banho ou em quaisquer situações que possam promover a contaminação com pessoas infectadas ou com ambientes com provável contaminação com matéria fecal. Isto é especialmente importante para aqueles que manuseiam fraldas ou indivíduos com infeção ativa por giardíase em locais como creches, ambientes escolares (como igrejas ou mesmo prisões) com crianças relativamente pequenas. Recomenda-se também uma educação sanitária adequada para as pessoas em risco de infeção. O abastecimento de água para uso doméstico deve ser purificado por sedimentação, filtração e cloração, conforme apropriado. Para que a cloração seja eficaz, devem ser contratados manipuladores experientes que assegurem a utilização de concentrações, turvação, tempo de contacto, temperatura e pH da água ideais para erradicar os quistos de giardíase após a adição de cloro. As piscinas são especialmente difíceis de controlar, tal como certos municípios. Os viajantes ou quaisquer outros indivíduos que visitem áreas consideradas endémicas para a giardíase devem ser advertidos contra o consumo de alimentos não cozinhados, mal cozinhados ou preparados em condições de higiene inadequadas, sendo por isso susceptíveis de apresentar contaminação pelo parasita da giardíase. A fervura da água potável é considerada mais eficaz do que outros métodos de tratamento da água, como a cloração ou o tratamento da água com iodo ou a filtração (estes últimos métodos só devem ser utilizados quando a fervura da água não for possível). Os indivíduos que tenham tido uma infeção recente por giardíase devem ser desencorajados de utilizar as mesmas instalações recreativas que os indivíduos saudáveis, até estarem livres de sintomas durante algumas semanas após o tratamento. Os estudos demonstraram que o aleitamento materno protege totalmente os bebés contra a giardíase[226,76,240] ou protege parcialmente, de tal forma que os bebés amamentados só podem apresentar giardíase assintomática ou uma incidência relativamente baixa de giardíase sintomática, de acordo com um estudo realizado no Egito[238]. O estudo também demonstrou que os bebés amamentados exclusivamente ao peito apresentavam menos caraterísticas clínicas do que os que não eram amamentados exclusivamente ao peito. A Isto deve-se ao facto de o leite materno conter imunoglobulinas IgA secretoras em níveis detectáveis, tornando-se assim protetor para os bebés que são amamentados, especialmente nos países em desenvolvimento.

4.3 Gestão de amebas de vida livre potencialmente patogénicas

A gestão é geralmente difícil na maioria dos casos, uma vez que são registadas muitas mortes associadas. O tratamento específico depende dos organismos isolados durante as investigações. No entanto, foram registados alguns casos de sucesso com a utilização de doses elevadas de rifampicina, medicamentos antifúngicos intravenosos, como a anfotericina B e o fluconazol, entre outros. O tratamento sintomático das convulsões associadas (com diazepam, entre outros) pode ser útil[241,242,243] .

Referências

1. Farrar, Jeremy; Hotez, Peter; Junghanss, Thomas; Kang, Gagandeep; Lalloo, David; White, Nicholas J. (2013-10-26). *Doenças Tropicais de Manson*. Elsevier Ciências da Saúde. pp. 664-671. ISBN 9780702053061.

2. Rawat, Aadish; Singh, Parikshit; Jyoti, Anupam; Kaushik, Sanket; Srivastava, Vijay Kumar (2020-04-30). "Evitar a transmissão: Um alvo fundamental para gerir a amebíase". *Biologia química e design de medicamentos*. **96** (2): 731–744. doi:10.1111/cbdd.13699. ISSN 1747 0285. PMID 32356312. S2CID 218475533.

3. "Sistemas de água e resíduos". Arquivado do original em 2017-01-19. Recuperado em 2017-01-19.

4. Markell EK (junho de 1986). "O surto de amebíase em Chicago em 1933". *O Jornal Ocidental de Medicina*. **144** (6): 750. PMC 1306777. PMID 3524005.

5. Organização Mundial de Saúde. 1998. Relatório sobre a Saúde Mundial. A vida no século 21st : Uma visão para todos. Genebra: OMS; 1998.

6. Kreidl P, Imnadze P, Baidoshvili L, Greco D (outubro de 1999). "Investigação de um surto de amebíase na Geórgia". *Euro Surveillance*. **4** (10): 103–104. doi:10.2807/esm.04.10.00040-en. PMID 12631887.

7. Hammer, K. 1990. "Barilla (Salsola soda, Chenopodiaceae)". *Botânica Económica*. **44** (3): 410-412. doi:10.1007/bf03183925. JSTOR 4255259. S2CID 32113455.

8. Brumpt E. 1925. Etude sommaire de I' 'Entamoeba dispar' n. sp. Amibe ã kystes quadrinuclées parasite de l'homme. Bull Acad Med (Paris), 94: 943 - 952.

9. OMS. Amebíase. Wkly Epidemiol Rec 1997; 72: 97-99.

10. Walker EL, Sellards AW. Experimental entamoebic dysentery. Phillipine *J Sci BTrop Med Hyg* 1913; 8: 253.

11. Diamond, L.S.& Clark, C.G. 1903. Uma descrição de Entamoeba histolytica Schaudinn (Amended Walker, 1911) separando-a de Entamoeba dispar Brumpt, 1925. J Eukaryot Microbiol 1993; 40:340-344.

12. Osler W. 1980. Sobre a *Amoeba Coli* na disenteria e no abcesso hepático disentérico. Johns Hopkins Hosp Bull. 1980; 1: 53 - 54.

13. WHO/PAHO/UNESCO. 1997. Consulta a especialistas em amebíase. Cidade do México: México 28-29 de janeiro de 1997. Epidemiol Bull; 18: 13-14.

14. Schaudinn F. Untersuchungen úber die Fortpflanzung einiger Rhizoppden (Vorläufige Mittheilung). Arb Kaiserlichen Gesundheitsamte 1903; 1903; 19: 547 - 576.

15. Sargeaunt PC, Williams JE. 1979. Padrões isoenzimáticos electroforéticos das amebas intestinais patogénicas e não patogénicas do homem. Trans R Soc Trop Med Hyg; 73: 225 - 227.

16. Coucilman WT, Lafleur HA. Amoebic dysentery. Johns Hopkins Hosp Rep 1891; 2: 395 - 548.

17. Sargeaunt PC, Williams JE, Grene JD. A diferenciação de Entamoeba histolytica invasiva e não invasiva por eletroforese de isoenzimas. Trans R Soc Trop Med Hyg; 72: 519 - 521.

18. Sargeaunt, P..G., Patrick, S., O'Keeffe, D. 1992. Infecções humanas de *Entamoeba chattoni* mascaradas como *Entamoeba histolytica*. *Trans R Soc Trop Med Hyg*; 86: 633-634.

19. Johnson, J.A e Clark, C.G. 2000. Diversidade genética críptica em *Dientamoeba fragilis*. J Clin Microbiol; 38: 4653 - 4654.

20. Stark, D.J., Beebe, N., Marriot, D., et al. 2006. Dientamoebiasis: importância clínica e avanços recentes. *Trends Parasitol*; 22: 92-96.

21. Kabnick, K.S e Peattie, D.A. 1991. Giardia: a missing link between prokaryotes and eukaryotes. Am Sci; 79: 34-43.

22. Farthing, M.J.G. 1993. A giardíase é uma doença. In: Reynoldson, J.A, Thompson, R.C.A, Lymbery, A.J, eds. Giardia: From Molecules to Disease and Beyond. London: CAB International: 15-37.

23. Vohra, H.,Bhatti, H.S., Ganguly, N.K, et al. 1989.Virulence of pathogenic and non-pathogenic zymodemes of Entamoeba histolytica (Indian strains) in guinea-pigs. Trans R Soc Trop Med Hyg; 83: 648-650.

24. Walderich, B., Weber, A., Knobloch, J. 1997. Sensibilidade de isolados de pacientes de Entamoeba histolytica e Entamoeba dispar ao complemento humano. Parasite Immunol; 19: 265-271.

25. Bruchhaus, I., Jacobs, T., Leippe, M, et al. 1996. Entamoeba histolytica e Entamoeba dispar: diferenças no número e na expressão de genes de cisteína proteinase. Mol Microbiol; 22: 255 - 263.

26. Espinosa-Cantellano, M., Ganzales-Robles, A., Chavez, B, et al. 1998. *Entamoeba dispar*: ultra-estrutura, propriedades de superfície e efeito citopático. J Eukaryot Microbiol; 45: 265 - 272.

27. Schuster, F.L e Visvesvara, G.S. 2004. Amebas de vida livre como patógenos oportunistas e não oportunistas de humanos e animais. *Int J Parasitol*; 34: 1001 - 1027.

28. Gelman, B.B., Popov, V. Chaljub, G. et al. 2003. Caraterísticas neuropatológicas e ultra-estruturais da encefalite amebiana causada por *Sappinia diploidea*. J Neuropathol Exp Neurol; 62: 990 - 998.

29. Gelman, B.B., Rauf, S.J., Nader, R, et al. 2001. Encefalite amebiana devido a *Sappinia diploidea*. JAMA; 285 (19): 2450 - 2451.

30. Dziuban, E.J., Liang, J.L., Graun, G.F, et al. 2006. Vigilância de doenças transmitidas pela água e surtos associados à água de recreio - Estados Unidos, 2003 - 2004. MMWR Surveill Summ 2006; 55: 1 - 30.

31. Barwick, R.S., Levy, D.A, Craun, G.F, et al. 2000. Surveillance for waterborne-disease outbreaks - United States, 1997 - 1998. MMWR CDC Surveill Summ 2000; 49 (4): 1 - 21.

32. Shirley D, Moonah S. Fulminant amebic colitis after corticosteroid therapy: a systematic review. PLoS Negl Trop Dis. 2016;10(7):e0004879.

33. Kumar R, Ranjan A, Narayan R, Priyadarshi RN, Anand U, Shalimar. Dilema terapêutico baseado em evidências no tratamento do abcesso hepático amebiano não complicado: A systematic review and meta-analysis. Indian J Gastroenterol. 2019;38(6):498-508.

34. Stauffer W, Abd-Alla M, Ravdin JI. Prevalência e incidência da infeção por Entamoeba histolytica no Sul de África e no Egito. *Arch Med Res*. 2006 Feb. 37(2):266-9.

35. Ximénez C, Morán P, Rojas L, Valadez A, Gómez A. Reavaliação da epidemiologia da amebíase: estado da arte. *Infect Genet Evol*. 2009 Dec. 9(6):1023-32.

36. van Hal SJ, Stark DJ, Fotedar R, Marriott D, Ellis JT, Harkness JL. Amoebiasis: current status in Australia. *Med J Aust*. 2007 Apr 16. 186(8):412-6.

37. Valenzuela O, Morán P, Gómez A, Cordova K, Corrales N, Cardoza J, et al. Epidemiologia do abcesso hepático amebiano no México: o caso de Sonora. *Ann Trop Med Parasitol*. 2007 Sep. 101(6):533-8.

38. Stanley SL Jr. Amebíase. *Lancet*. 2003 Mar 22. 361 (9362):1025-34.

39. Caballero-Salcedo A, Viveros-Rogel M, Salvatierra B, Tapia-Conyer R, Sepulveda-Amor J, Gutierrez G, et al. Seroepidemiology of amebiasis in Mexico. *Am J Trop Med Hyg*. 1994 Apr. 50(4):412-9.

40. Tengku SA, Norhayati M. Saúde pública e importância clínica da amebíase na Malásia: uma revisão. *Trop Biomed*. 2011 Aug. 28(2):194-222.

41. Blessmann J, Van Linh P, Nu PA, Thi HD, Muller-Myhsok B, Buss H, et al. Epidemiologia da amebíase numa região de elevada incidência de abcesso hepático amebiano no Vietname central. *Am J Trop Med Hyg*. 2002 May. 66(5):578-83.

42. Swaminathan A, Torresi J, Schlagenhauf P, Thursky K, Wilder-Smith A, Connor BA, et al. A global study of pathogens and host risk factors associated with infectious gastrointestinal disease in returned international travellers. *J Infect*. 2009 Jul. 59 (1):19-27.

43. Gunther J, Shafir S, Bristow B, Sorvillo F. Relatório breve: Amebiasis-related mortality among United States residents, 1990-2007. *Am J Trop Med Hyg*. 2011 Dec. 85(6):1038-40.

44. Fotedar R, Stark D, Beebe N, Marriott D, Ellis J, Harkness J. Técnicas de diagnóstico laboratorial para espécies de Entamoeba. *Clin Microbiol Rev*. 2007 Jul. 20(3):511-32, índice.

45. A infeção pelo vírus da imunodeficiência humana-1 não é um fator de risco para a amebíase. *Am J Trop Med Hyg*. 2006 Nov. 75(5):1023.

46. Chen Y, Zhang Y, Yang B, Qi T, Lu H, Cheng X, et al. Seroprevalência da infeção por Entamoeba histolytica em doentes infectados pelo VIH na China. *Am J Trop Med Hyg*. 2007 Nov. 77(5):825-8.

47. Hung CC, Ji DD, Sun HY, Lee YT, Hsu SY, Chang SY, et al. Aumento do risco de infeção por Entamoeba histolytica e amebíase invasiva em homens seropositivos para o VIH que fazem sexo com homens em Taiwan. *PLoS Negl Trop Dis*. 2008 Feb 27. 2(2):e175.

48. Karp CL, Auwaerter PG. Co-infeção com o VIH e doenças infecciosas tropicais. I. Protozoários patogénicos. *Clin Infect Dis*. 2007 Nov 1. 45(9):1208-13.

49. Chandnani S, Udgirkar S, Jain SS, Sonthalia N, Contractor Q, Rathi PM, et al. Massive Lower Gastrointestinal Bleeding Due to Fulminant Necrotizing Amebic Colitis: A Diagnostic and Therapeutic Challenge (Um desafio diagnóstico e terapêutico). *J Assoc Physicians India*. 2019 Apr. 67 (4):79-81.

50. Gupta S, Smith L, Diakiw A. Amebíase e abscesso hepático amebiano em crianças. *Pediatr Clin North Am*. 2022 Fev. 69 (1):79-97.

51. Brindicci G, Picciarelli C, Fumarola L, Carbonara S, Stano F, Ciracì E, et al. Abcessos hepáticos amebianos num doente seropositivo. *AIDS Patient Care STDS*. 2006 Sep. 20(9):606-11.

52. Park WB, Choe PG, Jo JH, Kim SH, Bang JH, Kim HB, et al. Abcesso hepático amebiano em doentes infectados pelo VIH, República da Coreia. *Emerg Infect Dis*. 2007 Mar. 13(3):516-7.

53. Bowley DM, Loveland J, Omar T, Pitcher GJ. Infeção pelo vírus da imunodeficiência humana e amebíase. *Pediatr Infect Dis J*. 2006 Dec. 25(12):1192-3.

54. Acuna-Soto R, Maguire JH, Wirth DF. Gender distribution in asymptomatic and invasive amebiasis. *Am J Gastroenterol*. 2000 May. 95(5):1277-83.

55. Hsu MS, Hsieh SM, Chen MY, Hung CC, Chang SC. Associação entre abcesso hepático amebiano e infeção pelo vírus da imunodeficiência humana em indivíduos de Taiwan. *BMC Infect Dis*. 2008 Apr 16. 8:48.

56. Hung CC, Wu PY, Chang SY, Ji DD, Sun HY, Liu WC, et al. Amebíase entre pessoas que procuraram aconselhamento e testes voluntários para a infeção pelo vírus da imunodeficiência humana: um estudo caso-controlo. *Am J Trop Med Hyg*. 2011 Jan. 84(1):65-9.

57. Muzaffar J, Madan K, Sharma MP, Kar P. Ensaio multicêntrico aleatório, simples-cego e controlado por placebo para comparar a eficácia e a segurança do metronidazol e do satranidazol em doentes com abcesso hepático amebiano. *Dig Dis Sci*. 2006 Dec. 51(12):2270-3.

58. Nagata N, Shimbo T, Akiyama J, Nakashima R, Nishimura S, Yada T. Risk factors for intestinal invasive amebiasis in Japan, 2003-2009. *Emerg Infect Dis*. 2012 May. 18(5):717-24.

59. Nishi L, Baesso ML, Santana RG, Fregadolli P, Falavigna DL, Falavigna-Guilherme AL. Pesquisa de Cryptosporidium spp. e Giardia spp. em um sistema público de tratamento de água. *Zoonoses Saúde Pública*. 2009 Jun. 56(5):221-8.

60. Nakao JH, Collier SA, Gargano JW. Giardíase e síndrome do intestino irritável subsequente: um estudo de coorte longitudinal utilizando dados de seguros de saúde. *J Infect Dis*. 2017 Mar 1. 215(5):798-805.

61. Huston CD. Intestinal protozoa. Feldman M, Friedman LS, Brandt LJ, eds. *Sleisenger & Fordtran's Gastrointestinal and Liver Disease*. 8th ed. Philadelphia, PA: Saunders; 2006. Vol 2: 2420-3.

62. Daly ER, Roy SJ, Blaney DD, et al. Surto de giardíase associado a uma fonte comunitária de água potável. *Epidemiol Infect*. 2010 Apr. 138(4):491-500.

63. Escobedo AA, Almirall P, Gonzalez-Fraile E, Ballesteros J. Efficacy of mebendazole in paediatric patients with giardiasis: a systematic review and meta-analysis. *Ata Trop*. 2018 Aug 6. 188:50-7.

64. Eisenstein L, Bodager D, Ginzl D. Surto de giardíase e criptosporidiose associado a uma fonte de água interactiva de um bairro - Flórida, 2006. *J Environ Health*. 2008 Oct. 71(3):18-22; quiz 49-50.

65. Beer KD, Collier SA, Du F, Gargano JW. Giardiasis diagnosis and treatment practices among commercially insured persons in the United States. *Clin Infect Dis*. 2017 maio 1. 64(9):1244-50.

66. Hill DR. Giardia intestinalis. Mandell GL, Bennett JE, Dolin R. *Principles and Practice of Infectious Diseases*. 2. 6ª ed. Philadelphia, Pennsylvania: Churchill Livingstone An Imprint of Elsevier Inc.; 2005. 277: 3198-3203.

67. Robertson L, Gjerde B, Hansen EF, Stachurska-Hagen T. A water contamination incident in Oslo, Norway during October 2007; a basis for discussion of boil-water notices and the potential for post-treatment contamination of drinking water supplies. *J Water Health*. 2009 Mar. 7(1):55-66.

68. Hoque ME. Giardíase. Rakel RE, Bope ET, eds. *Conn's Current Therapy*. Philadelphia, PA: Saunders; 2008. 67/15.

69. Caccio SM, Thompson RC, McLauchlin J, Smith HV. Unravelling Cryptosporidium and Giardia epidemiology. *Trends Parasitol*. 2005 Sep. 21(9):430-7.

70. Caccio SM, Ryan U. Molecular epidemiology of giardiasis (Epidemiologia molecular da giardíase). *Mol Biochem Parasitol*. 2008 Aug. 160(2):75-80.

71. Laupland KB, Church DL. Vigilância laboratorial de base populacional para infecções por Giardia sp. e Cryptosporidium sp. numa grande região sanitária canadiana. *BMC Infect Dis*. 2005 Sep 16. 5:72.

72. Giangaspero A, Berrilli F, Brandonisio O. Giardia e Cryptosporidium e saúde pública: o cenário epidemiológico na perspetiva italiana. *Parasitol Res*. 2007 Oct. 101(5):1169-82.

73. Quihui L, Morales GG, Mendez RO, Leyva JG, Esparza J, Valencia ME. Poderá a giardíase ser um fator de risco para o baixo nível de zinco em crianças em idade escolar do noroeste do México? Um estudo transversal com acompanhamento longitudinal. *BMC Saúde Pública*. 2010 Feb 20. 10(1):85.

74. Yoder JS, Beach MJ. Vigilância da giardíase - Estados Unidos, 2003-2005. *MMWR Surveill Summ*. 2007 Sep 7. 56(7):11-8.

75. Gelanew T, Lalle M, Hailu A, Pozio E, Caccio SM. Caracterização molecular de isolados humanos de Giardia duodenalis da Etiópia. *Ata Trop*. 2007 May. 102(2):92-9.

76. John CC. 2007. Giardiasis and balantidiasis. Kliegman RM, Behrman BE, Jenson HB, Stanton BF, eds. *Nelson Textbook of Pediatrics*. 18ª edição. Philadelphia, PA: Saunders; 1462-4.

77. Thompson SC. Giardia intestinalis in children and the child care setting: a review of the literature. *J Paediatr Child Health*. 1994 Jun. 30(3):202-9.

78. Dib HH, Lu SQ, Wen SF. Prevalência de Giardia intestinalis com ou sem diarreia no Sudeste Asiático e no Extremo Oriente. *Parasitol Res*. 2008 Jul. 103(2):239-51.

79. Jimenez JC, Pinon A, Dive D, Capron M, Dei-Cas E, Convit J. Antibody response in children infected with Giardia intestinalis before and after treatment with Secnidazole. *Am J Trop Med Hyg*. 2009 Jan. 80(1):11-5.

80. Escobedo AA, Almirall P, Alfonso M, Cimerman S, Rey S, Terry SL. Treatment of intestinal protozoan infections in children (Tratamento de infecções intestinais por protozoários em crianças). *Arch Dis Child*. 2009 Jun. 94(6):478-82.

81. Gelman BB, Rauf SJ, Nader R, Popov V, Bokowski J, Chaljub G, et al. Amoebic encephalitis due to *Sappinia diploidea* . JAMA. 2001;285:2450-541.

82. Aitken D, Hay J, Kinnear FB, Kirkness CM, Lee WR, Seal DV. Ceratite amebiana num utilizador de lentes de contacto descartáveis devido a uma infeção mista de *Vahlkampfia* e *Hartmannella*. Ophthalmology. 1996;103:485-94.

83. Trabelsi H, Dendana F, Sellami A, Sellami H, Cheikhrouhou F, Neji S, et al. Amebas patogénicas de vida livre: epidemiologia e revisão clínica. Pathol Biol (Paris) 2012;60:399-405.

84. Lorenzo-Morales J, Martinez-Carretero E, Batista N, Varez-Marin J, Bahaya Y, Walochnik J, et al. Diagnóstico precoce de queratite amebiana devido a uma infeção mista com *Acanthamoeba* e *Hartmannella* . Parasitol Res. 2007;102:167-9.

85. Gelman BB, Popov V, Chaljub G, Nader R, Rauf SJ, Nauta HW, et al. Caraterísticas neuropatológicas e ultra-estruturais da encefalite amebiana causada por *Sappinia diploidea* . J Neuropathol Exp Neurol. 2003;62:990-8.

86. Michel R, Müller KD, Zöller L, Walochnik J, Hartmann M, Schmid EN. As amebas de vida livre servem de hospedeiro à bactéria *Simkania negevensis, semelhante à Chlamydia*. Ata Protozool. 2005;44:113-21.

87. Brieland J, McClain M, LeGendre M, Engleberg C. *Hartmannella vermiformis* intrapulmonar: um nicho potencial para a replicação de *Legionella pneumophila* num modelo murino de legionelose. Infect Immun. 1997;65:4892-6.

88. Marciano-Cabral F, Jamerson M, Kaneshiro ES. Amebas de vida livre, *Legionella* e *Mycobacterium* na água da torneira fornecida por um serviço municipal de água potável nos EUA. J Water Health. 2010;8:71-82.

89. Wannasan A, Chaiwong P, Bunchoo M, Morakote N. Ocorrência de *Naegleria* termotolerante e *Acanthamoeba* em algumas fontes naturais de água em Chiang Mai. Chiang Mai Med J. 2009;48:117-24.

90. Behets J, Declerck P, Delaedt Y, Verelst L, Ollevier F. Pesquisa da presença de amebas específicas de vida livre em águas de arrefecimento de centrais eléctricas belgas. Parasitol Res. 2007;100:1249-56.

91. Gianinazzi C, Schild M, Wuthrich F, Ben NN, Fuchslin HP, Schurch N, et al. Rastreio de massas de água suíças para amebas de vida livre potencialmente patogénicas. Res Microbiol. 2009;160:367-74.

92. Tsvetkova N, Schild M, Panaiotov S, Kurdova-Mintcheva R, Gottstein B, Walochnik J, et al. A identificação de isolados ambientais de amebas de vida livre da Bulgária. Parasitol Res. 2004;92:405-13.

93. Baumgartner M, Yapi A, Gröbner-Ferreira R, Stetter KO. Cultivo e propriedades de *Echinamoeba thermarum* n. sp., uma ameba extremamente termofílica que prospera em fontes termais. Extremophiles. 2003;7:267-74.

94. Rohr U, Weber S, Michel R, Selenka F, Wilhelm M. Comparação de amebas de vida livre em sistemas de água quente de hospitais com isolados de áreas sanitárias húmidas através da identificação de géneros e da determinação da tolerância à temperatura. Appl Environ Microbiol. 1998;64:1822-4.

95. Cateau E, Mergey T, Kauffmann-Lacroix C, Rodier MH. Relações entre amebas de vida livre e *Exophiala dermatitidis*: um estudo preliminar. Med Mycol. 2009;47:115-8.

96. Inoue T, Asari S, Tahara K, Hayashi K, Kiritoshi A, Shimomura Y. *Acanthamoeba* keratitis with symbiosis of *Hartmannella* ameba. Am J Ophthalmol. 1998;125:721-3.

97. Página FC. Uma nova família de amebas com pseudópodes finos. Zool J Linn Soc. 1975;56:73-89.

98. Walochnik J, Picher O, Aspöck C, Ullmann M, Sommer R, Aspöck H. Interações de "Limax amoebae" e bactérias gram-negativas: estudos experimentais e revisão dos problemas actuais. Tokai J Exp Clin Med. 1998;23:273-8.

99. Gryseels S, Amissah D, Durnez L, Vandelannoote K, Leirs H, De Jonckheere J, et al. Amoebae as potential environmental hosts for *Mycobacterium ulcerans* and other mycobacteria, but doubtful actors in Buruli ulcer epidemiology. PLoS Negl Trop Dis. 2012;6:e1764.

100. Walochnik J, Haller-Schober E, Kolli H, Picher O, Obwaller A, Aspock H. Discriminação entre estirpes de *Acanthamoeba* clinicamente relevantes e não relevantes isoladas de doentes com queratite por uso de lentes de contacto na Áustria. J Clin Microbiol. 2000;38:3932-6.

101.Griffin JL. Temperature tolerance of pathogenic and nonpathogenic free-living amoebas. Science. 1972;178((4063)):869–70.

102.Thamprasert K, Khunamornpong S, Morakote N. Infeção por *Acanthamoeba* em úlcera péptica. Ann Trop Med Parasitol. 1993;87:403-5.

103.Ramos, F., Moran, P., Gonzalez, et al. 2005. *Entamoeba histolytica* e *Entamoeba dispar:* prevalência de infeção na comunidade rural mexicana. Exp Parasitol; 110: 327-330.

104.Fotedar, R., Stark, D., Beebe, N, et al. 2007. Deteção por PCR de *Entamoeba histolytica, Entamoeba dispar* e *Entamoeba moshkovskii* em amostras de fezes de Sydney, Austrália. J Clin Microbiol; 45: 1035-1037.

105.Gathiram, V., Jackson, T.F. 1987. Um estudo longitudinal de portadores assintomáticos de zimodemas patogénicos de *Entamoeba histolytica*. S Afr Med J; 72: 669-672.

106.Huston, C.D., Houpt, E.R., Mann, B.J, et al. 2000. Caspase 3-dependent killing of host cells by the parasite *Entamoeba histolytica*. Cell Microbiol; 2: 617 - 625.

107.Que, X e Reed, S.L. 2000. Cysteine proteinases and pathogenesis of amebiasis. Clin Microbiol Rev; 13: 196-206.

108.Leippe, M., Bruhn, H; Hecht, O, et al. 2005. Armas antigas: a estrutura tridimensional da ameba A. Trends Parasitol; 21: 5-7.

109.Adams, S.A., Robson, S.C; Gathiram, V, et al. 1993. Similaridade imunológica entre a glicoproteína de adesão amebiana de 170 kD e as integrinas beta 2 humanas. Lancet; 341: 17 -19.

110.Leon, G., Fiori, C., Das, P, et al. Análise por sonda eletrónica e caraterização bioquímica de grânulos electrónicos densos secretados por *Entamoeba histolytica*. Mol Biochem Parasitol; 85: 233-242.

111.Martinez-Palomo, A. The Biology of *Entamoeba histolytica*. Chichester University Research Press/Wiley; 1982.

112.Shirley DT, Farr L, Watanabe K, Moonah S. A Review of the Global Burden, New Diagnostics, and Current Therapeutics for Amebiasis. *Open Forum Infect Dis*. 2018 Jul. 5 (7):ofy161.

113.Vinod, K.D., Michael Stuart Bronze. 2022. sítio Web eMedicine Medscape.

114.da Silva CAV, de Oliveira IMC, Cruz RE, Silva Prado GK, Santos FV, Neves NCV, et al. Cepas sul-americanas de Entamoeba dispar produzem abscessos hepáticos amebianos com diferentes patogenias e cinética evolutiva. *Ata Trop*. 2021 Dec. 224:106114.

115.Carrad-Bravo, T. 1989. A amebíase invasiva como um problema de saúde pública. Biol Med Hosp Infant Mex; 46: 139 - 148.

116.Reed, S.L., Ember, J.A., Herdman, D.S, et al. 1995. A cisteína proteinase neutra extracelular de *Entamoeba histolytica* degrada as anafilatoxinas C3a e C5a. J Immunol; 155: 266 - 274.

117.Moran, P., Ramos, F., Ramiro, M, et al. 2005. A infeção pelo HIV-1 não é um risco para a amebíase. Am J Trop Med Hyg; 73: 296 - 300.

118.Seydel, K.B., Li, E., Swanson, P.E. et al. 1997. As células epiteliais intestinais humanas produzem citocinas pró-inflamatórias em resposta à infeção num modelo de xenoenxerto intestinal humano de rato SCID de amebíase. Infect Immun; 65: 1631 - 1639.

119. De Leon A. 1970. Pronóstico tardio no abscesso hepático amibiano. Arch Invest Med. 1: 205-206.

120. Yu, Y., Chadee, K. *Entamoeba histolytica* stimulates interleukin 8 from human colonic epithelial cells without parasite-enterocyte contact. Gastroenterologia; 112: 1536 - 1547.

121. Kelsall, B.L., Ravdin, J.I. 1993. Degradação de IgA humana por *Entamoeba histolytica*. J Infect Dis; 168: 1319 - 1322.

122. Haque, R., Mondal, D., Duggal, P, et al. 2006. *Entamoeba histolytica* infection in children and protection from subsequent amoebiasis. Infect Immun; 74: 904 - 909.

123. Bansal R, Natarajan S, Aron J. Colite amebiana. *Am J Med Sci*. 2019 maio. 357 (5):e15.

124. Goswami A, Dadhich S, Bhargava N. Colonic involvement in amebic liver abscess: does site matter? *Ann Gastroenterol*. 2014. 27(2):156-161.

125. Carrero JC, Reyes-López M, Serrano-Luna J, Shibayama M, Unzueta J, León-Sicairos N, et al. Intestinal amoebiasis: 160 anos da sua primeira deteção e continua a ser um problema de saúde nos países em desenvolvimento. *Int J Med Microbiol*. 2020 Jan. 310 (1):151358.

126. Rao S, Solaymani-Mohammadi S, Petri WA Jr, Parker SK. Hepatic amebiasis: a reminder of the complications. *Curr Opin Pediatr*. 2009 Feb. 21(1):145-9.

127. Goyal A, Goyal S, Gupta CR. Apendicite amebiana aguda: Uma apresentação invulgar de uma infeção habitual. *Indian J Pathol Microbiol*. 2019 Jan-Mar. 62 (1):169-170.

128. Mohidin B, Green SF, Duggineni S. Abcesso hepático amebiano. *QJM*. 2018 Nov 1. 111 (11):821-822.

129. Andrade JE, Mederos R, Rivero H, Sendzischew MA, Soaita M, Robinson MJ, et al. Amebíase apresentando-se como apendicite aguda. *South Med J*. 2007 Nov. 100(11):1140-2.

130. Jain M, Jain J, Gupta S. Amebic liver abscess in children-Experience from Central India. *Indian J Gastroenterol*. 2016 May. 35 (3):248-9.

131. Shirley DA, Moonah S. Fulminant Amebic Colitis after Corticosteroid Therapy: Uma revisão sistemática. *PLoS Negl Trop Dis*. 2016 Jul. 10 (7):e0004879.

132. Otan E, Akbulut S, Kayaalp C. Apendicite aguda amebiana: revisão sistemática de 174 casos. *World J Surg*. 2013 Sep. 37(9):2061-73.

133. Loulergue P, Mir O. Pleural empyema secondary to amebic liver abscess. *Int J Infect Dis*. 2009 May. 13(3):e135-6.

134. Hardin RE, Ferzli GS, Zenilman ME, Gadangi PK, Bowne WB. Amebíase invasiva e formação de ameboma apresentando-se como uma massa rectal: Um caso incomum de mascaramento maligno num centro médico ocidental. *World J Gastroenterol*. 2007 Nov 14. 13(42):5659-61.

135. Dhawan VK, Malik SK. Pneumonia aguda no lobo inferior direito. *Chest*. 1975 Mar. 67(3):346-7.

136. Huang DB, White AC. Uma revisão actualizada sobre Cryptosporidium e Giardia. *Gastroenterol Clin North Am*. 2006 Jun. 35(2):291-314, viii.

137. Farthing MJ. Giardíase. *Gastroenterol Clin North Am*. 1996 Sep. 25(3):493-515.

138. Ballweber LR, Xiao L, Bowman DD, Kahn G, Cama VA. Giardíase em cães e gatos: atualização da epidemiologia e importância para a saúde pública. *Trends Parasitol.* 2010 Apr. 26(4):180-9.

139. Monis PT, Thompson RC. Cryptosporidium e Giardia-zoonoses: facto ou ficção? *Infect Genet Evol.* 2003 Nov. 3(4):233-44.

140. Robertson LJ, Forberg T, Gjerde BK. Giardia cysts in sewage influent in Bergen, Norway 15-23 months after an extensive waterborne outbreak of giardiasis. *J Appl Microbiol.* 2008 Apr. 104(4):1147-52. .

141. Thompson RC, Palmer CS, O'Handley R. The public health and clinical significance of Giardia and Cryptosporidium in domestic animals. *Vet J.* 2008 Jul. 177(1):18-25. .

142. Sears CL. Giardíase. Giardiasis. Goldman L, Ausiello D, eds. *Cecil Medicine.* 23ª edição. Philadelphia, PA: Saunders; 2007. 2402-4.

143. Ryu H, Alum A, Mena KD, Abbaszadegan M. Assessment of the risk of infection by Cryptosporidium and Giardia in non-potable reclaimed water. *Water Sci Technol.* 2007. 55(1-2):283-90.

144. Fort GG, Mikolich DJ, Policar M. Giardiasis. Ferri FF, ed. *Ferri's Clinical Advisor.* Philadelphia, PA: Mosby; 2009. 358.

145. Prasertbun R, Sukthana Y, Popruk S. Real-time PCR: benefits for detection of mild and asymptomatic Giardia infections. *Trop Med Health.* 2012 Jun. 40(2):31-5.

146. Dawson D. Foodborne protozoan parasites. *Int J Food Microbiol.* 2005 Aug 25. 103(2):207-27.

147. Mayer CL, Palmer CJ. 1996. Avaliação de PCR, nested PCR e anticorpos fluorescentes para a deteção de espécies de Giardia e Cryptosporidium em águas residuais. *Appl Environ Microbiol.* 1996 Jun. 62(6):2081-5.

148. Abdul-Wahid A, Faubert G. 2008. Caracterização da resposta imunitária local aos antigénios dos quistos durante as fases aguda e de eliminação da giardíase murina primária. *Int J Parasitol.* 2008 May. 38(6):691-703.

149. Strand EA, Robertson LJ, Hanevik K, Alvsvag JO, Morch K, Langeland N. 2008. Sensibilidade de um teste de antigénio de Giardia na giardíase persistente após um surto extenso. *Clin Microbiol Infect.* 2008 Nov. 14(11):1069-71.

150. Nagaty IM, Hegazi MM. 2007. Dot-ELISA copro-antigénio e exame direto das fezes no diagnóstico de pacientes com giardíase. *J Egypt Soc Parasitol.* 2007 Aug. 37(2):641-8.

151. Faubert G. Immune response to Giardia duodenalis. *Clin Microbiol Rev.* 2000 Jan. 13(1):35-54.

152. Liu C, Crawford JM. The gastrointestinal tract. Kumar V, Abbas AK, Fausto N, eds. *Robbins e Cotran: Pathologic Basis of Disease.* 7ª ed. Philadelphia: Saunders; 2004. 840.

153. Garcia LS. Protozoários Intestinais: Flagelados e Ciliados. *Parasitologia Médica Diagnóstica.* 5th ed. Washington, D.C.: ASM Press; 2007. 3: 36-49.

154. Robertson LJ, Forberg T, Hermansen L, Gjerde BK, Langeland N. Molecular characterisation of Giardia isolates from clinical infections following a waterborne outbreak. *J Infect.* 2007 Jul. 55(1):79-88.

155. Buret AG. Mecanismos de disfunção epitelial na giardíase. *Gut.* 2007 Mar. 56(3):316-7.

156.Roxstrom-Lindquist K, Palm D, Reiner D, Ringqvist E, Svard SG. Imunidade à Giardia - uma atualização. *Trends Parasitol.* 2006 Jan. 22(1):26-31.

157.Caccio SM, Ryan U. Molecular epidemiology of giardiasis. *Mol Biochem Parasitol.* 2008 Aug. 160(2):75-80.

158.Liu J, Ma'ayeh S, Peirasmaki D, Lundstrom-Stadelmann B, Hellman L, Svard SG. As cisteína-proteases segregadas de Giardia intestinalis perturbam os complexos juncionais das células epiteliais intestinais e degradam as quimiocinas. *Virulência.* 2018 Dec 31. 9 (1):879-94.

159.Sprong H, Caccio SM, van der Giessen JW, rede ZOOPNET e parceiros. Identificação de genótipos zoonóticos de Giardia duodenalis. *PLoS Negl Trop Dis.* 2009 Dec 1. 3(12):e558.

160.Buret AG. Fisiopatologia das infecções entéricas com Giardia duodenalius. *Parasite.* 2008 Sep. 15(3):261-5.

161.Buret AG. Imunopatologia da giardíase: o papel dos linfócitos na lesão e mau funcionamento do epitélio intestinal. *Mem Inst Oswaldo Cruz.* 2005 Mar. 100 Suppl 1:185-90. 21 Hill DR. Giardiasis. Issues in diagnosis and management. *Infect Dis Clin North Am.* 1993 Sep. 7(3):503-25.

162.Minvielle MC, Molina NB, Polverino D, Basualdo JA. Primeira genotipagem de Giardia lamblia de fezes humanas e animais na Argentina, América do Sul. *Mem Inst Oswaldo Cruz.* 2008 Feb. 103(1):98-103.

163.Panaro MA, Cianciulli A, Mitolo V, et al. Apoptose dependente de caspase da linha de células epiteliais HCT-8 induzida pelo parasita Giardia intestinalis. *FEMS Immunol Med Microbiol.* 2007 Nov. 51(2):302-9.

164.Lebbad M, Petersson I, Karlsson L, et al. Multilocus genotyping of human Giardia isolates suggests limited zoonotic transmission and association between assemblage B and flatulence in children. *PLoS Negl Trop Dis.* 2011 Aug. 5(8):e1262.

165.Hanevik K, Hausken T, Morken MH, et al. Persistência de sintomas e inflamação duodenal relacionados com a infeção por Giardia duodenalis. *J Infect.* 2007 Dec. 55(6):524-30.

166.Hisham Nazer e Burt Cagir. 2023. Giardíase. website emedicine medscape.

167.Heyworth MF. Testes de diagnóstico para infecções por Giardia. *Trans R Soc Trop Med Hyg.* 2014 Mar. 108(3):123-5.

168.Morken MH, Nysaeter G, Strand EA, Hausken T, Berstad A. Resultados do teste respiratório de lactulose em doentes com sintomas abdominais persistentes após infeção por Giardia lamblia. *Scand J Gastroenterol.* 2008. 43(2):141-5.

169.Baquero RA, Reyes-Batlle M, Nicola GG, Martín-Navarro CM, López-Arencibia A, Guillermo Esteban J, Valladares B, Martínez-Carretero E, Piñero JE, Lorenzo-Morales J. Presença de estirpes de amebas de vida livre potencialmente patogénicas em amostras de água de poços na Guiné-Bissau. Pathog Glob Health. 2014 Jun;108(4):206-11. doi: 10.1179/2047773214Y.0000000143. Epub 2014 Jun 17. PMID: 24934796; PMCID: PMC4069338.

170.Youn S, Kabir M, Haque R, Petri WA Jr. Evaluation of a screening test for detection of giardia and cryptosporidium parasites. *J Clin Microbiol.* 2009 Feb. 47(2):451-2.

171.Visvesvara GS, Moura H, Schuster FL. Amebas de vida livre patogénicas e oportunistas: Acanthamoeba spp., Balamuthia mandrillaris, Naegleria fowleri, e Sappinia diploidea. *FEMS Immunol Med Microbiol.* 2007;50:1-26.

172.Lawande RV, Macfarlane JT, Weir WR, Awunor-Renner C. Um caso de meningoencefalite amebiana primária num agricultor nigeriano. *Am J Trop Med Hyg.* 1980;29(1):21-5.

173.Lorenzo-Morales J, Ortega-Rivas A, Martínez E, Khoubbane M, Artigas P, Periago MV, et al. Acanthamoeba isolates belonging to T1, T2, T3, T4 and T7 genotypes from environmental freshwater samples in the Nile Delta region, Egypt. *Ata Trop.* 2006;100:63-9.

174.Ndiaye M, Diop AG, Dieng Y, Seydi M, Diouf FS, Diop BM, et al. Um caso de meningoencefalite causada por Acanthamoeba sp. em Dakar. *Med Trop (Marte).* 2005;1:67-8.

175.Ugonabo JA, Gugnani HC. Transporte nasal de Naegleria fowleri e sua ocorrência ambiental no Estado de Borno, Nigéria. *J Commun Dis.* 1989;21(2):111-3.

176.Trabelsi H, Sellami A, Dendena F, Sellami H, Cheikh-Rouhou F, Makni F, et al. Free-living Amoebae (FLA): identificação morfológica e molecular de Acanthamoeba na água da unidade dentária. *Parasite.* 2010;1:67-70.

177.Lawande RV. Recuperação de amebas do solo do ar durante o harmatão em Zaria, Nigéria. *Ann Trop Med Parasitol.* 1983;77(1):45-9.

178.Lorenzo-Morales J, Martín-Navarro CM, López-Arencibia A, Arnalich-Montiel F, Piñero JE, Valladares B. Acanthamoeba keratitis: an emerging disease gathering importance worldwide? *Trends Parasitol.* 2013;29:181-7.

179.Kiderlen AF, Radam E, Schuster FL, Adjogoua EV, Akoua-Koffi C, Leendertz FH. Anticorpos de ligação a Balamuthia e Acanthamoeba em soros humanos da África Ocidental. *Exp Parasitol.* 2010;126(1):28-32.

180.Siddiqui R, Khan NA. Biologia e patogénese de Acanthamoeba. *Parasit Vectors.* 2012;5:6.

181.Fathallah A, Ben Rayana N, Knani L, Meksi SG, Saghrouni F, Ghorbel M, et al. Acanthamoeba keratitis. Relatório de 3 casos diagnosticados no centro da Tunísia. *Tunis Med.* 2010;88(2):111-5.

182.Ben Salah S, Makni F, Cheikrouhou F, Ben Zina Z, Mlik M, Feki J, et al. Acanthamoeba keratitis: about the first two Tunisian cases. *Bull Soc Pathol Exot.* 2007;100(1):41-2.

183.Qvarnstrom Y, Nerad TA, Visvesvara GS. Caracterização de uma nova espécie patogénica de Acanthamoeba, A. byersi n. sp., isolada de um ser humano com encefalite amebiana fatal. *J Eukaryot Microbiol.* 2013;60:626-33.

184.Schoeman CJ, van der Vyver AE, Visvesvara GS. Meningoencefalite amebiana primária na África Austral. *J Infect.* 1993;26:211-4.

185.Lawande RV, John I, Dobbs RH, Egler LJ. Um caso de meningoencefalite amebiana primária em Zaria, Nigéria. *Am J Clin Pathol.* 1979;71(5):591-4.

186.Bhagwandeen SB, Carter RF, Naik KG, Levitt D. Um caso de meningoencefalite amebiana hartmannellid na Zâmbia. *Am J Clin Pathol.* 1975;4:483-92.

187.Eddyani M, de Jonckheere JF, Durnez L, Suykerbuyk P, Leirs H, Portaels F. Ocorrência de amebas de vida livre em comunidades de baixa e alta endemicidade para a úlcera de Buruli no sul do Benim. *Appl Environ Microbiol.* 2008;74(21):6547-53.

188.Sadaka HA, el-Nassery SF, abou Samra LM, Awadalla HN. Isolamento e identificação de amebas de vida livre de algumas fontes de água em Alexandria. *J Egypt Soc Parasitol.* 1994;2:247-57.

189.Abraham SN, Lawande RV. Incidência de amebas de vida livre nas passagens nasais da população local em Zaria, Nigéria. *J Trop Med Hyg*. 1982;5:217-22.

190.Vinod K Dhawan, Michael Stuart Bronze. 2022. Amoebíase. website emedicine medscape.

191.Khairnar K, Parija SC. Um novo ensaio de reação em cadeia da polimerase (PCR) multiplex aninhado para a deteção diferencial do ADN de Entamoeba histolytica, E. moshkovskii e E. dispar em amostras de fezes. *BMC Microbiol*. 2007 May 24. 7:47.

192.Binnicker MJ. Painéis moleculares multiplex para o diagnóstico de infecções gastrointestinais: Desempenho, interpretação de resultados e custo-efetividade. *J Clin Microbiol*. 2015 Dec. 53 (12):3723-8.

193.Roy S, Kabir M, Mondal D, Ali IK, Petri WA Jr, Haque R. Real-time-PCR assay for diagnosis of Entamoeba histolytica infection. *J Clin Microbiol*. 2005 May. 43 (5):2168-72.

194.Nagata N, Shimbo T, Akiyama J, Nakashima R, Niikura R, Nishimura S, et al. Valor preditivo dos achados endoscópicos no diagnóstico de amebíase intestinal ativa. *Endoscopy*. 2012 Apr. 44(4):425-8.

195.Ahmad N, Khan M, Hoque MI, Haque R, Mondol D. Deteção de ADN de Entamoeba histolytica a partir de aspirado de abcesso hepático utilizando a reação em cadeia da polimerase (PCR): uma ferramenta de diagnóstico para o abcesso hepático amebiano. *Bangladesh Med Res Counc Bull*. 2007 Apr. 33(1):13-20.

196.Saidin S, Othman N, Noordin R. Update on laboratory diagnosis of amoebiasis (Atualização do diagnóstico laboratorial da amebíase). *Eur J Clin Microbiol Infect Dis*. 2019 Jan. 38 (1):15-38. https://doi.org/10.1007/s10096-018-3379-3.

197.Misra SP, Misra V, Dwivedi M. Massas ileocecais em doentes com abcesso hepático amebiano: etiologia e tratamento. *World J Gastroenterol*. 2006 Mar 28. 2(12):1933-6.

198.Singh A, Houpt E, Petri WA. Rapid Diagnosis of Intestinal Parasitic Protozoa, with a Focus on Entamoeba histolytica. *Interdiscip Perspect Infect Dis*. 2009. 2009:547090.

199.Shamsuzzaman SM, Haque R, Hasin SK, Hashiguchi Y. Avaliação do teste de anticorpos fluorescentes indirectos e do ensaio de imunoabsorção enzimática para o diagnóstico da amebíase hepática no Bangladesh. *J Parasitol*. 2000 Jun. 86(3):611-5.

200.Haque R, Mollah NU, Ali IK, Alam K, Eubanks A, Lyerly D, et al. Diagnóstico de abcesso hepático amebiano e infeção intestinal com os testes de deteção de antigénio e de anticorpos TechLab Entamoeba histolytica II. *J Clin Microbiol*. 2000 Sep. 38(9):3235-9.

201.Tanaka E, Tashiro Y, Kotake A, Takeyama N, Umemoto T, Nagahama M, et al. Spectrum of CT findings in amebic colitis. *Jpn J Radiol*. 2021 Jun. 39 (6):558-563.

202.Abd-Alla MD, Jackson TF, Gathiram V, el-Hawey AM, Ravdin JI. Differentiation of pathogenic Entamoeba histolytica infections from nonpathogenic infections by detection of galactose-inhibitable adherence protein antigen in sera and feces. *J Clin Microbiol*. 1993 Nov. 31(11):2845-50.

203.Singh P, Mirdha BR, Ahuja V, Singh S. Loop-mediated isothermal amplification (LAMP) assay for rapid detection of Entamoeba histolytica in amoebic liver abscess. *World J Microbiol Biotechnol*. 2013 Jan. 29(1):27-32.

204.Buss SN, Leber A, Chapin K, Fey PD, Bankowski MJ, Jones MK, et al. Avaliação multicêntrica do painel gastrointestinal BioFire FilmArray para o diagnóstico etiológico da gastroenterite infecciosa. *J Clin Microbiol*. 2015 Mar. 53 (3):915-25.

205. Stark D, van Hal S, Fotedar R, Butcher A, Marriott D, Ellis J, et al. Comparação dos kits de deteção de antigénio nas fezes com a PCR para o diagnóstico da amebíase. *J Clin Microbiol.* 2008 May. 46(5):1678-81.

206. Tanyuksel M, Petri WA Jr. Laboratory diagnosis of amebiasis. *Clin Microbiol Rev.* 2003 Oct. 16(4):713-29.

207. Fotedar R, Stark D, Beebe N, Marriott D, Ellis J, Harkness J. Deteção por PCR de Entamoeba histolytica, Entamoeba dispar e Entamoeba moshkovskii em amostras de fezes de Sydney, Austrália. *J Clin Microbiol.* 2007 Mar. 45(3):1035-7.

208. Helmy MM, Rashed LA, Abdel-Fattah HS. Deteção e diferenciação de isolados de Entamoeba histolytica e Entamoeba dispar em amostras clínicas por PCR. *J Egypt Soc Parasitol.* 2007 Apr. 37(1):257-74.

209. Roy S, Kabir M, Mondal D, Ali IK, Petri WA Jr, Haque R. Real-time-PCR assay for diagnosis of Entamoeba histolytica infection. *J Clin Microbiol.* 2005 May. 43 (5):2168-72.

210. Shrivastav MT, Malik Z, Somlata. Revisitar o desenvolvimento de medicamentos contra a doença tropical negligenciada, Amebíase. *Front Cell Infect Microbiol.* 2020. 10:628257.

211. Salles JM, Salles MJ, Moraes LA, Silva MC. Amebíase invasiva: uma atualização no diagnóstico e manejo. *Expert Rev Anti Infect Ther.* 2007 Oct. 5(5):893-901.

212. Bammigatti C, Ramasubramanian NS, Kadhiravan T, Das AK. Aspiração percutânea por agulha em abscesso hepático amebiano não complicado: um estudo randomizado. *Trop Doct.* 2013 Jan. 43(1):19-22

213. Petri WA Jr, Singh U. Diagnosis and management of amebiasis (Diagnóstico e tratamento da amebíase). *Clin Infect Dis.* 1999 Nov. 29(5):1117-25.

214. Gonzales MLM, Dans LF, Sio-Aguilar J. Medicamentos antiamebianos para o tratamento da colite amebiana. *Cochrane Database Syst Rev.* 2019 Jan 9. 1:CD006085.

215. Jha AK, Das G, Maitra S, Sengupta TK, Sen S. Management of large amoebic liver abscess - a comparative study of needle aspiration and catheter drainage. *J Indian Med Assoc.* 2012 Jan. 110(1):13-5.

216. Moon TD, Oberhelman RA. Antiparasitic therapy in children. *Pediatr Clin North Am.* 2005 Jun. 52(3):917-48, viii.

217. Gonzales ML, Dans LF, Martinez EG. Medicamentos antiamebianos para o tratamento da colite amebiana. *Cochrane Database Syst Rev.* 2009 Abr 15. CD006085.

218. Athié-Gutiérrez C, Rodea-Rosas H, Guízar-Bermúdez C, Alcántara A, Montalvo-Javé EE. Evolução do tratamento cirúrgico da perfuração do cólon associada à amebíase. *J Gastrointest Surg.* 2010 Jan. 14(1):82-7.

219. Kimura M, Nakamura T, Nawa Y. Experience with intravenous metronidazole to treat moderate-to-severe amebiasis in Japan. *Am J Trop Med Hyg.* 2007 Aug. 77(2):381-5.

220. Quach J, St-Pierre J, Chadee K. O futuro do desenvolvimento de vacinas contra a Entamoeba histolytica. *Hum Vaccin Immunother.* 2014 Feb 6. 10(6):

221. Chaudhry OA, Petri WA Jr. Perspectivas de vacinas para a amebíase. *Expert Rev Vaccines.* 2005 Oct. 4(5):657-68.

222.Stanley SL Jr. Vacinas para amebíase: barreiras e oportunidades. *Parasitology*. 2006. 133 Suppl:S81-6.

223.Snow MJ, Stanley SL Jr. Recent progress in vaccines for amebiasis. *Arch Med Res*. 2006 Feb. 37(2):280-7.

224.Kikuchi T, Koga M, Shimizu S, Miura T, Maruyama H, Kimura M. Eficácia e segurança da paromomicina para o tratamento da amebíase no Japão. *Parasitol Int*. 2013 Dec. 62(6):497-501.

225.Vinod, K.D., Michael, S.B. emedicina. Medscape.

226.Monajemzadeh SM, Monajemzadeh M. Comparação dos índices de ferro e hematológicos na infeção por Giardia lamblia antes e depois do tratamento em 102 crianças em Ahwaz, Irão. *Med Sci Monit*. 2008 Jan. 14(1):CR19-23.

227.Farthing MJ. Giardíase. *Gastroenterol Clin North Am*. 1996 Sep. 25(3):493-515.

228.Busatti HG, Vieira AE, Viana JC, et al. Efeito de análogos do metronidazol em culturas de Giardia lamblia. *Parasitol Res*. 2007 Dec. 102(1):145-9.

229.Huston CD. Intestinal protozoa. Feldman M, Friedman LS, Brandt LJ, eds. *Sleisenger & Fordtran's Gastrointestinal and Liver Disease*. 8th ed. Philadelphia, PA: Saunders; 2006. Vol 2: 2420-3.

230.Busatti HG, Santos JF, Gomes MA. As antigas e novas abordagens terapêuticas para o tratamento da giardíase: onde estamos? *Biológicos*. 2009. 3:273-87.

231.Wright JM, Dunn LA, Upcroft P, Upcroft JA. Efficacy of antigiardial drugs. *Expert Opin Drug Saf*. 2003 Nov. 2(6):529-41.

232.Gardner TB, Hill DR. Treatment of giardiasis. *Clin Microbiol Rev*. 2001 Jan. 14(1):114-28.

233.Kiser JD, Paulson CP, Brown C. Inquéritos clínicos. Qual é o tratamento mais eficaz para a giardíase? *J Fam Pract*. 2008 Apr. 57(4):270-2.

234.van den Bijllaardt W, Overdevest IT, Buiting AG, Verweij JJ. Rapid clearance of Giardia lamblia DNA from the gut after successful treatment. *Clin Microbiol Infect*. 2014 Nov. 20(11):O972-4.

235.Carter ER, Nabarro LE, Hedley L, Chiodini PL. Nitroimidazole-refractory giardiasis: a growing problem requiring rational solutions. *Clin Microbiol Infect*. 2018 Jan. 24(1):37-42.

236.Nabarro LE, Lever RA, Armstrong M, Chiodini PL. Aumento da incidência de giardíase refractária ao nitroimidazol no Hospital de Doenças Tropicais, Londres: 2008-2013. *Clin Microbiol Infect*. 2015 Aug. 21(8):791-6.

237.Escobedo AA, Ballesteros J, Gonzalez-Fraile E, Almirall P. A meta-analysis of the efficacy of albendazole compared with tinidazole as treatments for Giardia infections in children. *Ata Trop*. 2016 Jan. 153:120-7.

238.Mahmud MA, Chappell CL, Hossain MM, Huang DB, Habib M, DuPont HL. Impacto do aleitamento materno nas infecções por Giardia lamblia em Bilbeis, Egito. *Am J Trop Med Hyg*. 2001 Sep. 65(3):257-60.

239.Pickering LK. Giardia lamblia (Giardíase). Long SS, Pickering LK, Prober CG, eds. *Principles and Practice of Pediatric Infectious Diseases (Princípios e Prática das Doenças Infecciosas Pediátricas)*. 3a ed. Philadelphia, PA: Churchill Livingstone; 2008. 1241-5.

240.Hill DR. Giardíase. Questões de diagnóstico e gestão. *Infect Dis Clin North Am.* 1993 Sep. 7(3):503-25.

241.Schuster, F.L., Visvesvara, G.S. 2004. Amebas oportunistas: desafios na profilaxia e no tratamento. Atualização da Resistência aos Medicamentos; 7:41-51.

242.Jain, R., Prabhakar, S, Modi, M. et al. 2002. Meningite por Naegleria: uma sobrevivência rara. Neurol India; 50: 470-472.

243.Vargas-Zepeda, J., Gomez-Alcala, A.V., Vasquez-Morales, J.A. et al. 2005. Tratamento bem-sucedido da meningoencefalite por *Naegleria flowleri* usando anfotericina B intravenosa, fluconazol e rifampicina. Arch Med Res; 36: 83-86.

244.Abd-Alla MD, Jackson TF, Reddy S, Ravdin JI (2000) Diagnosis of invasive amebiasis by enzyme-linked immunosorbent assay of saliva to detect amebic lectin antigen and anti-lectin immunoglobulin G antibodies. J Clin Microbiol 38:2344-2347.

245.Ong SJ, Cheng MY, Liu KH, Horng CB (1996s) Utilização do imunoensaio enzimático em microplacas ProSpecT® para a deteção de Entamoeba histolytica patogénica e não patogénica em amostras fecais. Trans R Soc Trop Med Hyg 90:248-249.

246.Petri WA, Singh U (1999) Diagnosis and management of amebiasis. Clin Infect Dis 29:1117-1125.

247.Al-Basheer NM, Majeed IA, Jawad HM (2014) Avaliação do imunoensaio enzimático baseado em antigénio em referência à microscopia direta para o diagnóstico de Entamoeba histolytica em amostras de fezes. Al-Taqani 27:E54-E60.

248.Mirelman D, Nuchamowitz Y, Stola r sky T (1997) Comparação da utilização de kits baseados em ensaios de imunoabsorção enzimática e amplificação por PCR dos genes rRNA para a deteção simultânea de Entamoeba histolytica e E. dispar. J Clin Microbiol 35:2405-2407.

249.Mohanty S, Sharma N, Deb M (2014) Teste de microscopia versus ensaio de imunoabsorção enzimática para deteção de infeção por Entamoeba histolytica em amostras de fezes. Trop Parasitol 4:136.

250.Liang SY, Hsia KT, Chan YH, Fan CK, Jiang DDS, Landt O, Ji DD (2010) Avaliação de uma nova PCR em tempo real de tubo único com múltiplas sondas para o diagnóstico de Entamoeba histolytica e Entamoeba dispar. J Parasitol 96:793-797.

251.Visser LG, Verweij JJ, Van Esbroeck M, Edeling WM, Clerinx J, Polderman AM (2006) Métodos de diagnóstico para a diferenciação de Entamoeba histolytica e Entamoeba dispar em portadores: desempenho e implicações clínicas num contexto não endémico. Int J Med Microbiol 296:397-403.

252.Stark D, van Hal SJ, Matthews G, Harkness J, Marriott D (2008) Invasive amebiasis in men who have sex with men, Australia. Emerg Infect Dis 14:1141

253.Roy S, Kabir M, Mondal D, Ali IKM, Petri WA, Haque R (2005) Real-time-PCR assay for diagnosis of Entamoeba histolytica infection. J Clin Microbiol 43:2168-2172.

254.Haque R, Mollah NU, Ali IKM, Alam K, Eubanks A, Lyerly D, Petri WA (2000) Diagnosis of amebic liver abscess and intestinal infection with the TechLab Entamoeba histolytica II antigen detection and antibody tests. J Clin Microbiol 38:3235-3239.

255.Tanyuksel M, Petri WA (2003) Laboratory diagnosis of amebiasis. Clin Microbiol Rev 16:713-729.

256.Gatti S, Swierczynski G, Robinson F, Anselmi M, Corrales J, Moreira J, Montalvo G, Bruno A, Maserati R, Bisoffi Z, Scaglia M (2002) Infecções amebianas devidas ao complexo Entamoeba histolyticaEntamoeba dispar: um estudo da incidência numa zona rural remota do Equador. Am J Trop Med Hyg 67:123-127.

257. Gonin P, Trudel L (2003) Deteção e diferenciação de isolados de Entamoeba histolytica e Entamoeba dispar em amostras clínicas por PCR e ensaio de imunoabsorção enzimática. J Clin Microbiol 41:237-241

258. Haque R, Ali IKM, Clark CG, Petri WA (1998b) Relato de um caso de infeção por Entamoeba moshkovskii numa criança do Bangladesh. Parasitol Int 47:201-202.

259. Pillai DR, Kain KC (1999) Immunochromatographic strip-based detection of Entamoeba histolytica-E. dispar and Giardia lamblia coproantigen. J Clin Microbiol 37:3017-3019.

260. Haque R, Ali IKM, Akther S, Petri WA (1998a) Comparação da PCR, análise isoenzimática e deteção de antigénio para o diagnóstico da infeção por Entamoeba histolytica. J Clin Microbiol 36:449-452.

261. Akhtar T, Khan AG, Ahmed I, Nazli R, Haider J (2016) Prevalência de amebíase numa comunidade de investigação modelo e sua confirmação utilizando elisa de antigénio de fezes para Entamoeba histolytica. Pak J Pharm Sci 29:1587-1590.

262. Haque R, Faruque ASG, Hahn P, Lyerly DM, Petri WA (1997) Entamoeba histolytica and Entamoeba disparinfection in children in Bangladesh. J Infec Dis 175:734-736.

263. Haque R, Neville LM, Hahn P, Petri WA (1995) Rapid diagnosis of Entamoeba infection by using Entamoeba and Entamoeba histolytica stool antigen detection kits. J Clin Microbiol 33:2558-2561

264. Haque R, Kress K, Wood S, Jackson TF, Lyerly D, Wilkins T, Petri WA (1993) Diagnóstico da infeção patogénica por Entamoeba histolytica utilizando um ELISA de fezes baseado em anticorpos monoclonais para a adesina específica da galactose. J Infect Dis 167:247-249.

265. Saidin S, Yunus MH, Othman N, Lim YAL, Mohamed Z, Zakaria NZ, Noordin R (2017) Desenvolvimento e avaliação inicial de um teste de vareta de fluxo lateral para deteção de antigénio de Entamoeba histolytica em amostra de fezes. Pathog Glob Health 111:128-136.

266. Tachibana H, Kakino A, Kazama M, Feng M, Asai S, Umezawa K, Nozaki T, Makiuchi T, Kamada T, Watanabe H, Horiki N (2018) Desenvolvimento de um kit imunocromatográfico sensível utilizando nanopartículas de sílica fluorescentes para o serodiagnóstico rápido da amebíase. Parasitologia 9:1-6.

267. Saidin S, Yunus MH, Zakaria ND, Razak KA, Huat LB, Othman N, Noordin R (2014) Produção de piruvato fosfato diquinase recombinante de Entamoeba histolytica e sua aplicação num teste de vareta de fluxo lateral para o abcesso hepático amebiano. BMC Infect Dis 14:182.

268. Dhawan VK (2008) Current diagnosis and treatment of amebiasis (Diagnóstico e tratamento actuais da amebíase). US Infect Dis 4:59-61

269. Roy S, Kabir M, Mondal D, Ali IKM, Petri WA, Haque R (2005) Real-time-PCR assay for diagnosis of Entamoeba histolytica infection. J Clin Microbiol 43:2168-2172.

270. Zaman S, Khoo J, Ng SW, Ahmed R, Khan MA, Hussain R, Zaman V (2000) Amplificação direta do ADN de Entamoeba histolytica a partir de pus de abcesso hepático amebiano utilizando a reação em cadeia da polimerase. J Parasitol Res 86:724-728.

271. Pritt BS, Clark CG (2008) Amebiasis. Mayo Clin Proc 83:1154-1160.

272. Zengzhu G, Bracha R, Nuchamowitz Y, Cheng W, Mirelman D (1999) Análise por ensaio de imunoabsorção enzimática e PCR de aspirados de abcessos hepáticos humanos de pacientes na China para Entamoeba histolytica. J Clin Microbiol 37:3034-3036.

273. Ahmad N, Khan M, Hoque MI, Haque R, Mondol D (2007) Deteção de ADN de Entamoeba histolytica a partir de aspirado de abcesso hepático utilizando a reação em cadeia da polimerase (PCR): uma ferramenta de diagnóstico para o abcesso hepático amebiano. Bangladesh Med Res Counc Bull 33:13-20.

274. Tachibana H, Kobayashi S, Okuzawa E, Masuda G (1992) Deteção de ADN patogénico de Entamoeba histolytica no líquido de abcesso hepático por reação em cadeia da polimerase. Int J Parasitol 22:1193-1196

275. Blessmann J, Buss H, Nu PA, Dinh BT, Ngo QT, Le Van A, Alla MD, Jackson TF, Ravdin JI, Tannich E (2002) Real-time PCR for detection and differentiation of Entamoeba histolytica and Entamoeba dispar in fecal samples. J Clin Microbiol 40:4413-4417.

276. Parija SC, Khairnar K (2007) Deteção de ADN excretor de Entamoeba histolytica na urina e deteção de ADN de E. histolytica e antigénio de lectina no pus do abcesso hepático para o diagnóstico de abcesso hepático amebiano. BMC Microbiol 7:41.

277. Khan U, Mirdha BR, Samantaray JC, Sharma MP (2006) Deteção de Entamoeba histolytica utilizando a reação em cadeia da polimerase em amostras de pus de abcesso hepático amebiano. Indian J Gastroenterol 25:55

278. Haque R, Kabir M, Noor Z, Rahman SM, Mondal D, Alam F, Rahman I, Al Mahmood A, Ahmed N, Petri WA (2010) Diagnóstico de abcesso hepático amebiano e colite amebiana através da deteção de ADN de Entamoeba histolytica no sangue, urina e saliva por um ensaio de PCR em tempo real. J Clin Microbiol 48:2798-2801.

279. Okada M, Huston CD, Oue M, Mann BJ, Petri WA Jr, Kita K, Nozaki T (2006) Cinética e variação de estirpe das proteínas do fagossoma de Entamoeba histolytica por análise proteómica. Mol Biochem Parasitol 145:171-183.

280. Ujang JA, Kwan SH, Ismail MN, Lim BH, Noordin R, Othman N (2016) Análise do proteoma de proteínas secretoras de excreção de Entamoeba histolytica HM1: IMSS via LC-ESI-MS/MS e LC-MALDI-TOF/TOF. Clin Proteomics 13:33.

281. Leitsch D, Radauer C, Paschinger K, Wilson IB, Breiteneder H, Scheiner O, Duchêne M (2005) Entamoeba histolytica: análise do proteoma do trofozoíto por eletroforese bidimensional em gel de poliacrilamida. Exp Parasitol 110:191-195.

282. Luna-Nácar M, Navarrete-Perea J, Moguel B, Bobes RJ, Laclette JP, Carrero JC (2016) Estudo proteómico de trofozoítos, quistos e estruturas semelhantes a quistos de Entamoeba histolytica. PLoS One 11: e0156018.

283. Davis PH, ZhangX, Guo J, Townsend RR, Samuel L. Stanley, (2006) A análise proteómica comparativa de duas estirpes de Entamoeba histolytica com fenótipos de virulência diferentes identifica a peroxiredoxina como um componente importante da virulência amebiana. Mol Microbiol 61:1523-1532

284. Biller L, Matthiesen J, Kuehne V, Lotter H, Handal G, Nozaki T, Saito-Nakano Y, Schuemann M, Roeder T, Tannich E, Krause E (2013) O proteoma da superfície celular de Entamoeba histolytica. Mol Cell Proteomics. https://doi.org/10.1074/mcp.M113.031393.

285. Peeling RW, Mabey D (2010) Point-of-care tests for diagnosing infections in the developing world. Clin Microbiol Infect 16:1062-1069

286. Shastry BS (2002) SNP alleles in human disease and evolution. J Hum Genet 47:561.

287. Davis PH, Chen M, Zhang X, Clark CG, Townsend RR, Stanley SL Jr (2009) Comparação proteómica de Entamoeba histolytica e Entamoeba dispar e o papel da E. histolytica álcool desidrogenase 3 na virulência. PLoS Negl Trop Dis 3:e415.

288. Perdomo D, Aït-Ammar N, Syan S, Sachse M, Jhingan GD, Guillén N (2015) Análise celular e proteómica do sistema de endomembranas da Entamoeba histolytica unicelular. J Proteome 112:125-140.

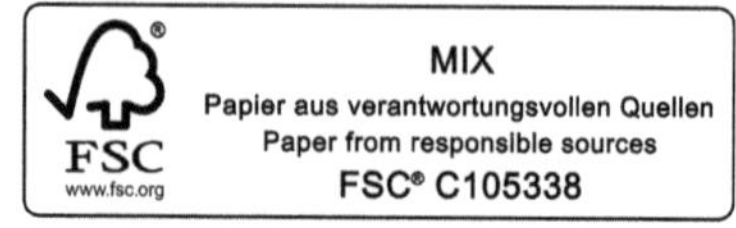

Printed by Books on Demand GmbH, Norderstedt / Germany